BAIBIGN SHILIAO

李海霞　周　芳◎主编

百病食疗

【大全】

彩图版

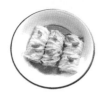

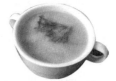

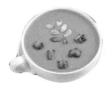

天津出版传媒集团

天津科学技术出版社

图书在版编目（CIP）数据

百病食疗大全 ：彩图版 / 李海霞，周芳主编. --
天津 ： 天津科学技术出版社，2023.6
　　ISBN 978-7-5742-1177-3

　Ⅰ．①百… Ⅱ．①李… ②周… Ⅲ．①食物疗法
Ⅳ．①R247.1

中国国家版本馆CIP数据核字（2023）第085478号

百病食疗大全 ： 彩图版
BAIBING SHILIAO DAQUAN: CAITUBAN
责任编辑：胡艳杰

出　　版：天津出版传媒集团
　　　　　天津科学技术出版社

地　　址：天津市西康路 35 号
邮　　编：300051
电　　话：（022）23332695
网　　址：www.tjkjcbs.com.cn
发　　行：新华书店经销
印　　刷：三河市天润建兴印务有限公司

开本 680×960　1/16　印张 14　字数 220 000
2023 年 6 月第 1 版第 1 次印刷
定价：68.00 元

目 录

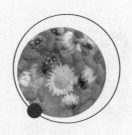

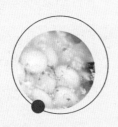

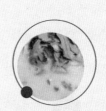

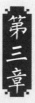

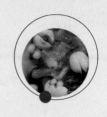

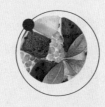

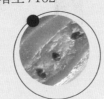

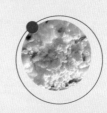

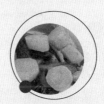
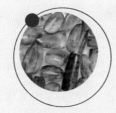
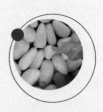

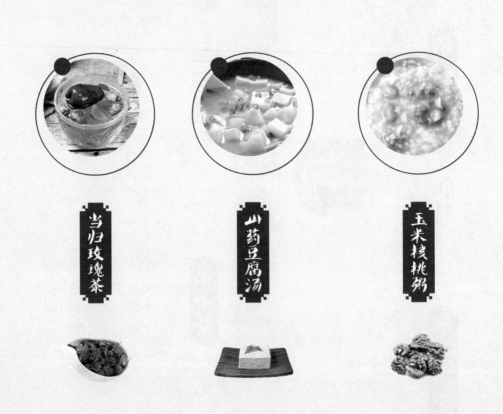

当归玫瑰茶

山药豆腐汤

玉米核桃粥

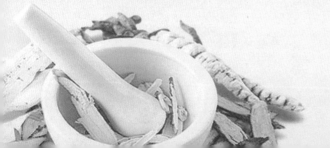

第一章

心脑血管科

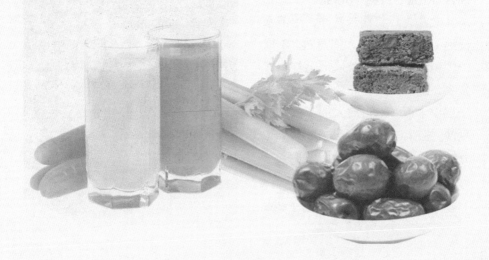

贫血

"贫血"是指人体外周血中红细胞容积减少，低于正常范围下限的一种常见的临床症状。中国科学院肾病检测研究所血液病学家认为，在海平面地区，成年男性 Hb（血红蛋白）小于 130 克 / 升、成年女性 Hb 小于 120 克 / 升、孕妇 Hb 小于 40 克 / 升，就表明存在贫血症状。造成贫血的原因包括：① 造血的原料不足；② 血红蛋白合成障碍，如叶酸、维生素 B_{12} 缺乏导致的巨幼红细胞性贫血；③ 血细胞形态改变；④ 各种原因导致的造血干细胞损伤；⑤ 频繁或者过量出血、失血而导致的贫血；⑥ 其他原因。

食疗大全

玫瑰八宝饭

材料 / 糯米、豆沙各 500 克，红枣、蜜枣、瓜仁、枸杞、葡萄干、油各 50 克，白糖 100 克。

做法 / 1. 将糯米洗净，用清水浸泡 12 小时，捞出入锅蒸熟。2. 取一圆碗涮上油，在碗底放上红枣、蜜枣、瓜仁、枸杞和葡萄干，铺上一层糯米饭。3. 再放入加了白糖的豆沙，盖上一层糯米饭，上笼蒸 30 分钟，拿出，翻转碗倒上碟即可。

功能效用 / 此饭口感软、香、甜、营养丰富，有助于补血活血、滋养身心。

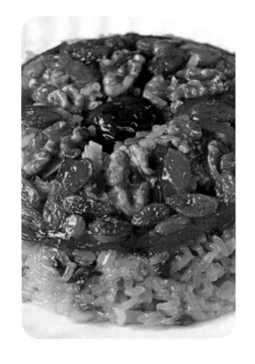

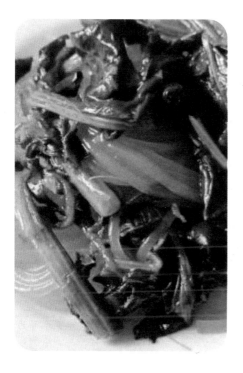

菠菜拌粉条

材料／菠菜 400 克，粉条 200 克，甜椒 30 克，盐 4 克，味精 2 克，酱油 8 克，红油、香油各适量。

做法／1.菠菜洗净，去须根；甜椒洗净切丝，粉条用温水泡发备用。2.将备好的材料放入开水中稍烫，捞出，菠菜切段。3.将所有材料放入容器，加酱油、盐、味精、红油、香油拌匀，装盘即可。

功能效用／此菜含丰富的铁质、胡萝卜素，有较强的补血功效。

冬瓜红豆汤

材料／红豆 150 克，冬瓜 300 克，盐 5 克。

做法／1.红豆洗净，用清水浸泡 2 小时后沥干。2.锅中加水，放入红豆用大火煮开后，转小火续煮 20 分钟。3.冬瓜削皮，去籽，洗净，切块，入锅转大火煮沸后，转中火煮至冬瓜变透明，加盐调味即成。

功能效用／这道汤能补血行气、养颜养血、利水消肿。

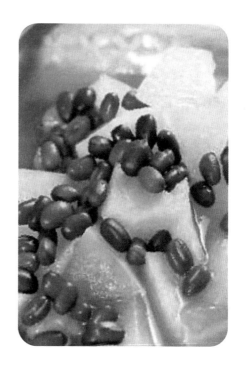

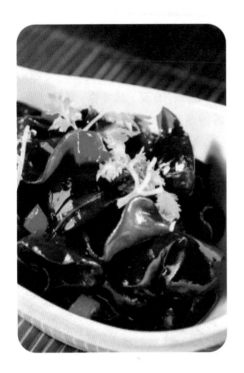

醋泡黑木耳

材料 / 黑木耳 250 克，盐、醋、葱花各适量，红尖椒 10 克。

做法 / 1.将木耳洗净泡发，红尖椒洗净切碎，备用。2.烧适量开水，放入盐、醋、红尖椒、葱花调成味汁；木耳用开水煮熟。3.将调好的味汁淋在煮熟的木耳上即可。

功能效用 / 此菜以黑木耳为主，具有补血活血、涩肠、强志、养容等功效。

红枣糕

材料 / 红枣 150 克，糯米粉 150 克，白糖 50 克。

做法 / 1.将红枣洗净，去核，入笼蒸熟，捣成泥状备用。2.红枣泥内加入糯米粉、白糖一起搅拌均匀。3.上笼蒸 15 分钟至熟，切成菱形块即可食用。

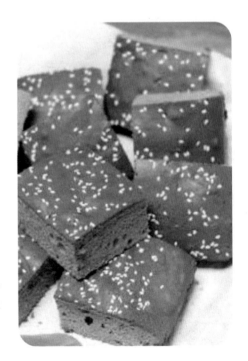

功能效用 / 此点心味道可口，有助于补气养血、健脾益胃，长期食用可增强人体免疫力。

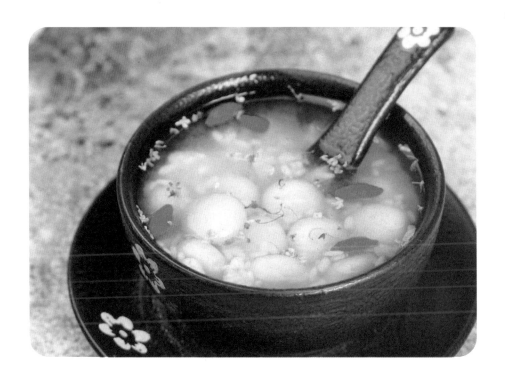

桂花酒酿圆子

材料 / 酒酿 1 碗，糯米粉 250 克，枸杞、冰糖各适量。

做法 / 1.将清水慢慢加入糯米粉中，不断搅拌，搓成糯米团，再将糯米团搓成细长条，并切成等份小粒。2.烧开一锅水，加入酒酿、冰糖和枸杞，煮开。3.再将糯米小粒倒入水中，待汤圆浮出水面即可。

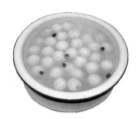

功能效用 / 此点心既甜又带有酒香，可补虚补血、滋阴补气、健脾养胃。

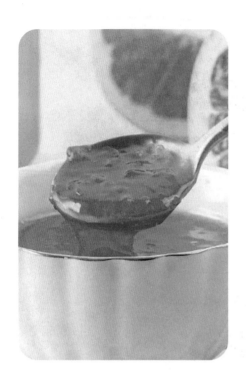

草莓柚奶汁

材料／草莓50克，葡萄柚1个，酸奶200克，蜂蜜10克，淡盐水适量。

做法／1.葡萄柚去皮，切成小块，草莓去蒂，放入淡盐水中浸泡片刻，冲洗干净。2.将葡萄柚块和草莓放入榨汁机中，添加适量酸奶，一起搅打成汁。3.将草莓柚奶汁倒入杯中，加入蜂蜜调味，即可直接饮用。

功能效用／开胃消食，补血益血。

胡萝卜西芹汁

材料／胡萝卜半根，西芹4根，橙子、苹果各1个，蜂蜜10克，牛奶适量。

做法／1.胡萝卜、西芹洗净，切粒；橙子去皮去籽；苹果去皮去核，均切粒备用。2.上述蔬果倒入榨汁机中，榨取汁液后滤去渣子。3.将蔬果汁倒入杯中，加入蜂蜜和牛奶调匀，即可直接饮用。

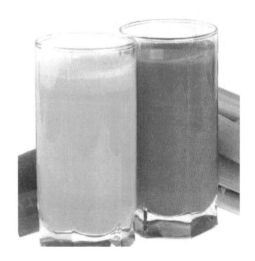

功能效用／益气补血，促进血液循环，防治贫血。

当归玫瑰茶

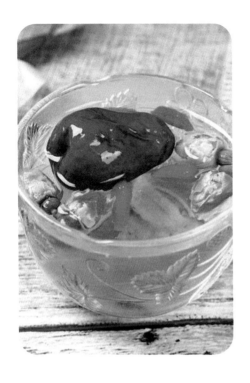

材料 / 当归、桂圆、枸杞各2克，小枣5颗，绿茶3克，玫瑰花适量，清水适量。

做法 / 1.将当归、桂圆、枸杞用清水洗净，沥干水分，备用。2.锅置火上，加入清水，烧开。3.将全部材料放入杯中，以沸水冲泡代茶服饮，每日1剂。

功能效用 / 补血益气，润肤美白。

黑芝麻山药羹

材料 / 黑芝麻粉、山药各50克，白糖10克，冷水适量。

做法 / 1.山药放入干锅中烘干，打成细粉，与黑芝麻粉混匀备用。2.锅内加入适量冷水，置大火上烧沸，将黑芝麻粉和山药粉缓缓加入沸水锅内，同时放入白糖，不断搅拌，煮5分钟即成。

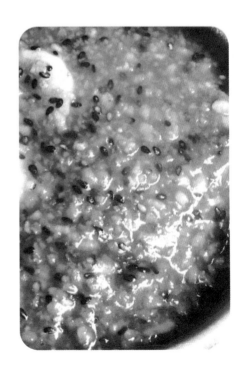

功能效用 / 补血补钙，润肺益胃，安神益智，生津润肠。

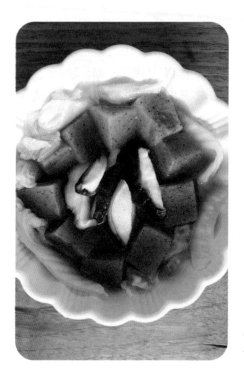

香菇白菜羹

材料／香菇6个，大白菜150克，魔芋球10粒，盐1.5克，湿淀粉25克，味精1克，姜末3克，色拉油5克，冷水适量。

做法／1.香菇泡软，去蒂切片备用；魔芋球对半切开；大白菜撕成小块。2.炒锅上色拉油烧热，香菇片和魔芋球略炸片刻，捞起沥干；大白菜炒软。3.将白菜锅中加入冷水，加盐、姜末煮沸，放入香菇片、魔芋球，烧沸约2分钟，加味精调味，以湿淀粉勾稀芡，即可盛起食用。

功能效用／养胃健脾，壮腰补肾，活血止血，用于防治贫血。

鸭血荠菜羹

材料／鸭血100克，荠菜30克，熟冬笋10克，熟火腿10克，胡椒粉2克，鸡蛋清2个，盐3克，鸡精2克，香油5克，水淀粉20克，高汤1000毫升，冷水适量。

做法／1.荠菜入锅汆至断生，切成颗粒；鸭血切块；熟冬笋、熟火腿均切丝入沸水锅去腥味。2.炒锅注入高汤，下熟火腿丝、冬笋丝、鸭血丝，调入盐、鸡精、胡椒粉，下荠菜粒、鸡蛋清，拌匀后用水淀粉勾芡，淋上香油，起锅装汤碗内即可。

功能效用／补血、明目、润燥，防治贫血症。

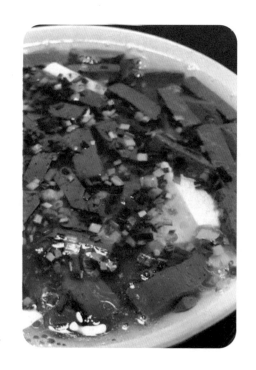

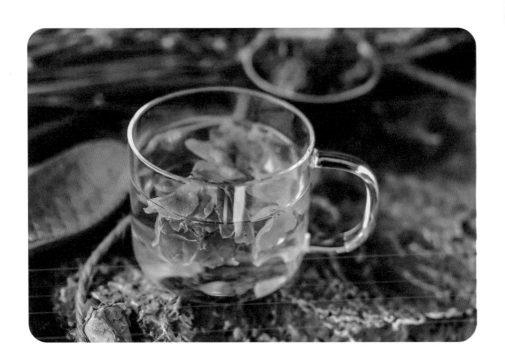

玫瑰菩提子茶

材料 / 干玫瑰花 15 朵，菩提子花 5~8 克，白糖适量。

做法 / 1.将茶壶以热水温过，倒入材料。2.加 400 毫升滚热开水冲泡，约焖 3 分钟即可饮用。

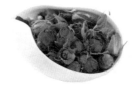

功能效用 / 此茶可调节血脂、补血养颜。益气血、润肌肤，具有行血活血、调经功效，有利于血管的健康，促进血液循环，舒缓情绪。

冠心病

冠心病是冠状动脉粥样硬化性心脏病的简称，是指冠状动脉粥样硬化使管腔发生堵塞以及冠状动脉功能性的改变，导致心脏缺血、缺氧而引起的心脏病，亦称为缺血性心脏病。本病发生的危险因素有：年龄、家族史、血脂异常、高血压、糖尿病、吸烟、肥胖、痛风、缺乏运动等。

食疗大全

莴笋粥

材料 / 莴笋20克，大米100克，盐2克，味精1克，香油5克，葱少许。

做法 / 1.莴笋去皮洗净，切丝；大米洗净，泡发；葱洗净，切成葱花。2.锅置火上，倒入清水后，放入大米，用大火煮至米粒绽开。3.放入莴笋丝，改用小火煮至粥成，调入盐、味精、香油，撒上葱花即可。

功能效用 / 莴笋能调节体内盐的平衡、促进胃肠蠕动，具有补养心脏的效果。

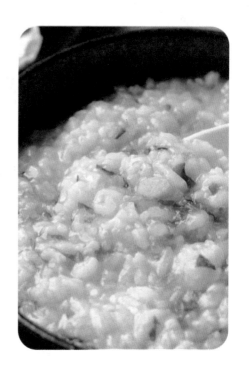

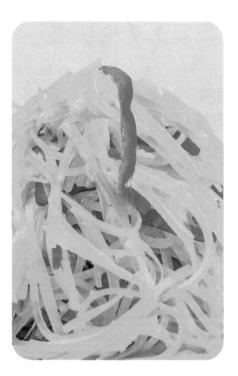

翡翠莴笋丝

材料／莴笋 300 克，红青椒少许，盐、味精各少许。

做法／1.将莴笋削皮洗净，切成细丝；红青椒洗净去蒂、去籽切丝备用。2.锅上火，加入适量清水，烧沸，放入莴笋丝，烫后捞出沥干水分。3.锅上火，倒入少许油烧热，倒入莴笋丝、红椒丝，调入调味料炒入味即可。

功能效用／此菜含有大量植物纤维，有助于冠心病患者降脂降压、消积下气。

西红柿桂圆粥

材料／西红柿、桂圆肉各 20 克，糯米 100 克，青菜少许，盐 3 克。

做法／1.西红柿洗净，切丁；桂圆肉洗净；糯米洗净，泡发半小时；青菜洗净，切碎。2.锅置火上，注入清水，放入糯米、桂圆，用大火煮至绽开。3.再放入西红柿丁，改用小火煮粥至浓稠时，下入青菜稍煮，再加入盐调味即可。

功能效用／桂圆对中老年人而言，有保护血管、防止血管硬化和变脆的作用。

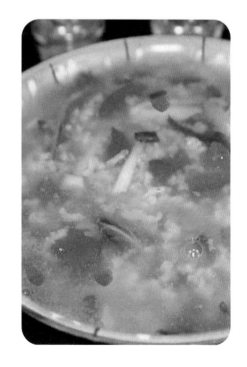

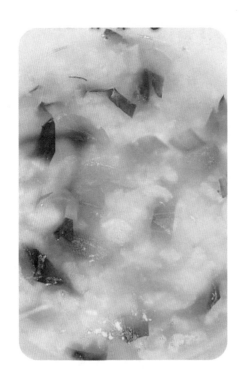

菠菜玉米枸杞粥

材料 / 菠菜、玉米粒、枸杞子各15克，大米100克，盐3克，味精1克。

做法 / 1.大米泡发洗净；枸杞子、玉米粒洗净；菠菜择去根，洗净，切成碎末。2.锅置火上，注入清水后，放入大米、玉米粒、枸杞子，用大火煮至米粒开花。3.再放入菠菜，用小火煮至粥成，调入盐、味精入味即可。

功能效用 / 菠菜能滋阴润燥，通利肠胃，对津液不足、冠心病等有一定的疗效。

西芹炒豆干

材料 / 西芹500克，豆干150克，葱段25克，胡萝卜1根，盐、味精各少许。

做法 / 1.西芹择洗干净，切片，汆水；豆干洗净，切片；胡萝卜洗净切片。2.油锅置火上，烧至七成热，爆香葱段，加入豆干煸炒，加盐调味盛出。3.再下油烧至八成热，加入西芹煸炒，加盐少许，倒入豆干翻炒，点入味精炒匀即可。

功能效用 / 此菜有明显的降压作用，可减轻心脏负荷，还有镇静和抗惊厥的功效。

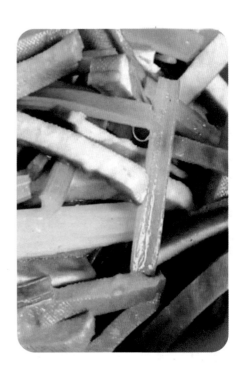

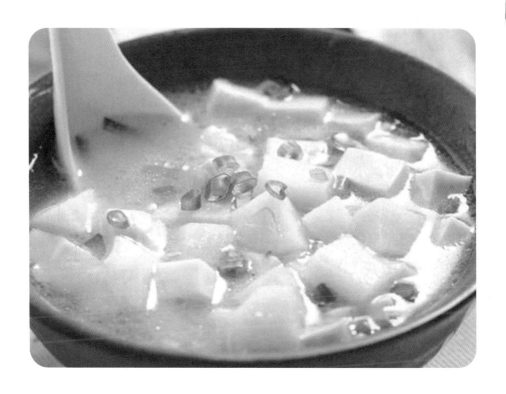

山药豆腐汤

材料 / 绿茶粉 30 克，山药 300 克，豆腐 1 块，红薯粉 60 克，盐少许。

做法 / 1. 豆腐洗净以纱布包紧，挤去水分，加入绿茶粉；山药磨成泥，加入豆腐中拌匀，取一小撮揉成丸子，表面粘红薯粉，用热油炸至金黄色，捞起。2. 锅里加水煮开，加入豆腐丸子，以中火煮开转小火煮 5 分钟，加盐调味即可。

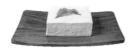

功能效用 / 此汤清爽、易消化，有帮助冠心病患者清血脂、降血糖的功效。

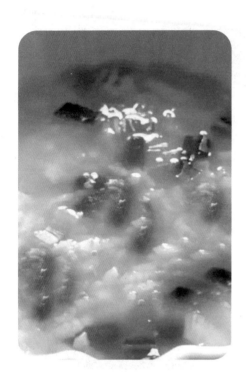

油菜枸杞粥

材料 / 鲜油菜叶、枸杞各适量，大米100克，盐2克，味精1克。

做法 / 1.菜叶洗净，切碎片；枸杞洗净；大米泡发洗净。2.锅置火上，注入清水，放入大米，用大火煮至米粒绽开。3.放入油菜叶、枸杞，用小火慢慢煮至粥浓稠时，加入盐、味精调味即可。

功能效用 / 此粥有散血、消肿的功效，可用于治疗冠心病、高血压等症。

木瓜葡萄粥

材料 / 木瓜30克，葡萄20克，大米100克，白糖5克，葱花少许。

做法 / 1.大米淘洗干净，放入清水中浸泡；木瓜切开取果肉，切成小块；葡萄去皮、去核，洗净。2.锅置火上，注入清水，放入大米煮至八成熟。3.放入木瓜、葡萄煮至米烂，放入白糖稍煮后调匀，撒上葱花便可。

功能效用 / 此粥能舒筋活血、开脾健胃、助消化、镇静止痛，能预防冠心病。

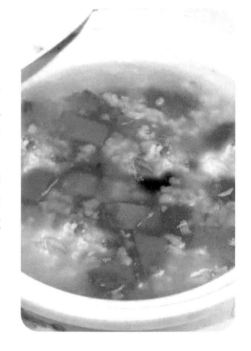

心律失常

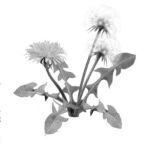

　　心律失常指心律起源部位、心搏频率与节律或冲动传导等发生异常，即心脏的跳动速度或节律发生改变。正常心律起源于窦房结，频率为60~100次/分钟（成人）。此病可由冠心病、心肌病、心肌炎、风湿性心脏病等引起。另外，电解质或内分泌失调、麻醉、低温、胸腔和心脏手术、药物作用和中枢神经系统疾病等，也是引起心律失常的原因。

食疗大全

红凤菜素面线

　　材料／面线70克，红凤菜120克，素面肠350克，清水800毫升，当归8克，龙胆草8克，甘草5克，嫩姜丝10克，米酒1/2大匙，盐1/2小匙。

　　做法／1.素面肠泡软，切小块；红凤菜洗净，撕成小段。2.全部药材放入棉布袋，加水煎煮，滤取药汁。3.药汁倒入锅中加热，放入面线煮沸，加入红凤菜和素面肠煮沸后调味即可。

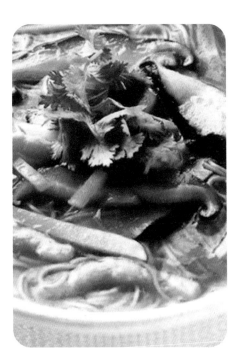

 功能效用／对心律失常引起的眩晕、心悸有效。

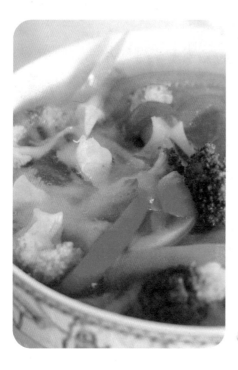

黄芪蔬菜汤

材料／黄芪 15 克，花椰菜 300 克，西红柿 1 个，新鲜香菇 3 个，盐 1 小匙。

做法／1.花椰菜切小朵，洗净；西红柿洗净，去皮，切块；香菇洗净，对切。2.黄芪加水 1200 毫升煮开，转小火煮 10 分钟，再加入西红柿和香菇续煮 15 分钟。3.最后加入花椰菜，转大火煮滚，加盐调味。

功能效用／此汤补气固表，对胸闷气短、心悸有缓解功效。

腐皮百合羹

材料／腐皮 50 克，百合 100 克，鸡蛋 1 个，白果仁 20 克，姜 10 克，盐 3 克，味精 2 克。

做法／1.白果仁和百合切碎；姜切末；腐皮泡发；鸡蛋取蛋清。2.锅上火，注入适量清水，待水开后放入白果仁、百合、腐皮稍烫。3.锅上火，油烧热，爆香姜末。4.锅中加清水，开后放入烫过的材料，调味，淋入蛋清即可。

功能效用／可以用于治疗肺痨久咳、咳嗽痰血、百合病、心悸怔忡、失眠多梦。

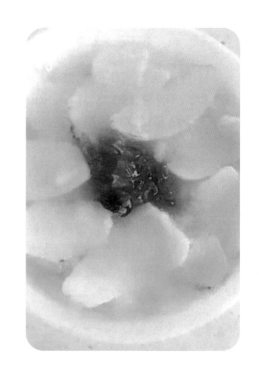

高血压

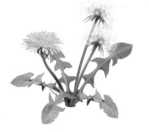

　　高血压是指以体循环动脉收缩压或舒张压增高为主要特征的一种疾病。收缩压大于或等于 140 毫米汞柱和 / 或舒张压大于或等于 90 毫米汞柱，即可诊断为高血压。以体循环动脉血压（收缩压或舒张压）增高为主要特征，可伴有心脏、血管、脑和肾脏等器官功能性或器质性病变的全身性疾病。它有原发性高血压和继发性高血压之分。高血压发病的原因很多，可分为遗传和环境两大方面。其他可能引起高血压的因素有以下几种：体重、避孕药、睡眠呼吸暂停低通气综合征、年龄、饮食等。另外，血液中缺乏负离子也是导致高血压的重要原因。若血液中的负离子含量不足，就会导致病变老化的红细胞细胞膜电位不能被修复，从而导致高血压的发生。

食疗大全

农家芋头饭

　　材料 / 大米 300 克，芋头 250 克，葱花 30 克，香菇 5 克，九里香 2 克，盐 5 克，味精 3 克，胡椒粉 1 克，香油 2 克。

　　做法 / 1. 芋头洗净切粒，香菇切粒。2. 芋头蒸熟；葱花、香菇入油锅炒，调入九里香以外的调味料。3. 大米洗净入锅煲至八分熟，再放入其余材料煲熟，最后放入九里香即可。

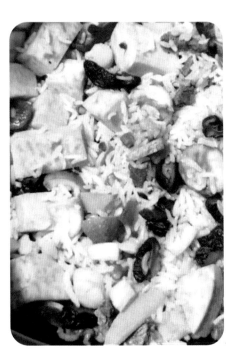

功能效用 / 常服用降压药的高血压患者，经常吃芋头能补充体内丢失的钾元素。

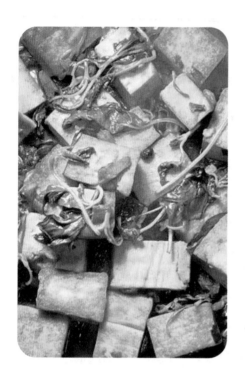

九层塔豆腐

材料 / 九层塔 100 克，传统豆腐 220 克，低盐酱油 5 克。

做法 / 1.九层塔挑取嫩叶，洗净；传统豆腐洗净，切方块备用。2.起油锅，放入豆腐炸至两面酥黄，捞起沥干，放在另一个锅里。3.加入两碗水、低盐酱油，转大火煮沸，再转小火煮至水分收干。4.加入九层塔拌匀即可食用。

功能效用 / 大豆有降低血压、保护血管细胞的作用，有助于预防心血管疾病。

鳕鱼蘑菇粥

材料 / 大米 80 克，鳕鱼肉 50 克，蘑菇、青豆各 20 克，枸杞子、盐、姜丝、香油各适量。

做法 / 1.取大米洗净，浸泡 2 小时备用。2.鳕鱼用盐腌制后与大米一同煮粥。3.粥将熟时加入洗好的蘑菇、青豆、枸杞子、盐、姜丝、香油，煮沸即可。

功能效用 / 此粥不仅味美可口，还具有降血压的作用。

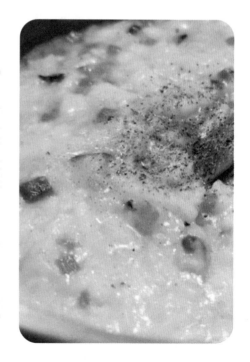

菠菜芹菜萝卜粥

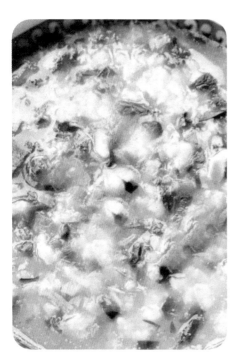

材料／芹菜、菠菜各20克，大米100克，胡萝卜少许，盐2克，味精1克。

做法／1.芹菜、菠菜洗净，均切碎；胡萝卜洗净切丁；大米淘洗干净，用冷水浸泡1小时备用。2.锅置火上，注入清水后，放入大米，用大火煮至米粒绽开。3.放胡萝卜下菠菜、芹菜，煮至粥成，调入盐、味精入味即可。

功能效用／胡萝卜有多方面的保健功能，被誉为"小人参"。此粥能清热降血压。

田螺芹菜咸蛋粥

材料／大米80克，田螺30克，咸鸭蛋1个，芹菜少量，盐2克，料酒、香油、胡椒粉、葱花各适量。

做法／1.大米洗净备用；田螺洗净炒后备用。2.锅中注入适量清水，加入咸鸭蛋、芹菜、田螺、大米，同煮粥。3.粥将熟时加入盐、料酒、香油、胡椒粉、葱花，稍煮即可。

功能效用／田螺具有清热、明目、利尿、通淋等功效。此粥有降压作用。

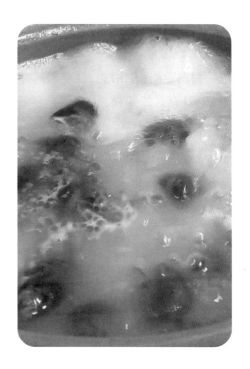

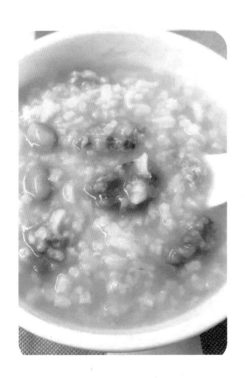

玉米核桃粥

材料/ 核桃仁 20 克，玉米粒 30 克，大米 80 克，白糖、葱适量。

做法/ 1.大米泡发，玉米粒、核桃仁洗净；葱洗净切花。2.大米与玉米粒一同煮开。3.加入核桃仁同煮至浓稠状，调入白糖搅拌均匀，撒上葱花即可食用。

功能效用/ 此粥能降低血压，延缓人体衰老，是保健佳品。

红枣杏仁粥

材料/ 大米 100 克，红枣 15 克，杏仁 10 克，盐 2 克。

做法/ 大米与红枣、杏仁洗净后一同煮粥，加入盐煮沸即可。

功能效用/ 红枣有补脾和胃、益气生津、调和营卫、解毒的功效，常用于治疗胃虚食少、脾弱便溏、气血不足、心悸怔忡等病症。杏仁有祛痰、止咳、平喘、润肠的效用。此粥具有降低血压的功效。

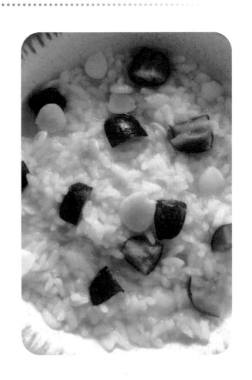

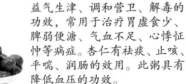

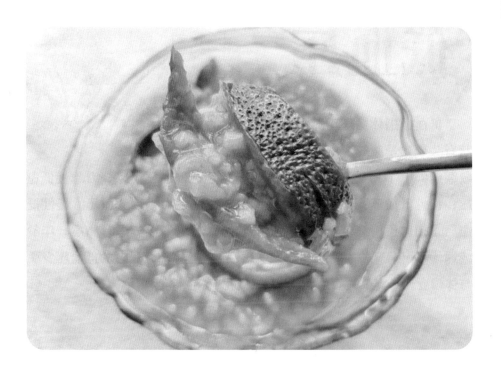

陈皮黄芪粥

材料/ 大米100克，陈皮末15克，生黄芪20克，白糖10克，山楂适量。

做法/ 1.取大米洗净备用。2.锅中加入陈皮末、生黄芪、山楂、大米、水同煮粥。3.待粥将熟时加入白糖，稍煮即可。

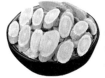

功能效用/此粥具有扩张血管、持续降血压的作用。

低血压

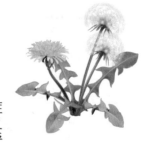

　　低血压指体循环动脉压力低于正常的状态，症状有头晕和晕厥等。由于生理或病理原因造成血压收缩压低于 100 毫米汞柱，即形成低血压。低血压可以分为急性低血压和慢性低血压，平时我们讨论的低血压大多为慢性低血压。慢性低血压是指血压持续低于正常范围的状态，其中多数与患者体质、年龄或遗传等因素有关，临床称之为体质性低血压；部分患者的低血压发生与体位变化（尤其是直立位）有关，称为体位性低血压。

食疗大全

山药当归鸡汤

　　材料 / 紫山药 35 克，当归、枸杞子各 8 克，鸡腿 70 克，盐少许。

　　做法 / 1. 紫山药去皮，洗净，切滚刀块；当归、枸杞子均洗净。2. 鸡腿洗净，剁成适当大小，再用沸水汆烫。3. 将紫山药、当归、枸杞子、适量水放入锅中，待水滚后，放入鸡腿续煮至熟烂，调味即可。

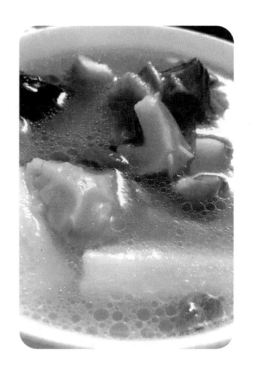

功能效用 / 补气活血、提升血压。用于气血虚弱引起的低血压、贫血、头晕乏力等症。

鲫鱼糯米粥

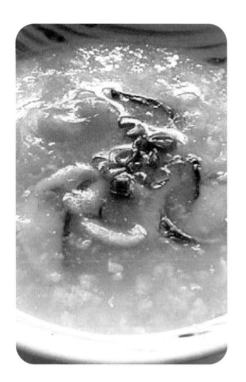

材料/白术15克，鲫鱼250克，糯米100克，盐少许，葱花、姜丝各适量。

做法/1.将鲫鱼宰杀，去内脏，洗净切片。2.将糯米淘洗干净；白术洗净。3.将以上材料同下锅，加水和姜丝煮至熟透，加入盐调味，撒上葱花即可。

功能效用/健脾益气、提升血压。用于脾胃气虚引起的低血压或伴少气懒言、食欲不振等症。

桂圆黑枣汤

材料/桂圆50克，黑枣30克，冰糖适量，熟鸭蛋6个。

做法/1.桂圆去壳，去核，洗净备用；黑枣洗净。2.锅中加水烧开，下入黑枣煮5分钟后，加入桂圆。3.一起煮25分钟，再下冰糖、熟鸭蛋，煮至冰糖融化即可。

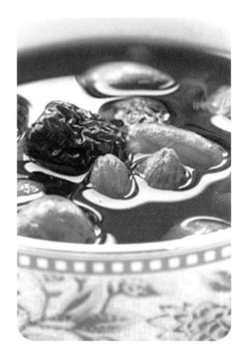

功能效用/益脾胃、补气血、安心神。可辅助治疗虚劳瘦弱、低血压、贫血、失眠等症。

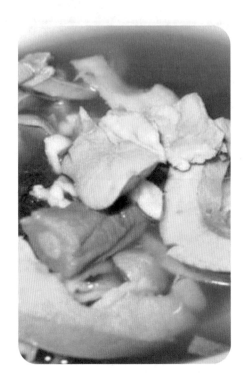

当归龙眼猪腰汤

材料／猪腰 150 克，龙眼肉 30 克，当归 10 克，姜片适量，盐 1 克，红枣 4 颗。

做法／1.猪腰洗净，除去筋膜；当归、龙眼肉、红枣洗净。2.锅中注水烧沸，入猪腰沸水去除血沫，捞出切块。3.砂锅加水，大火煲滚后加入所有食材，用小火煲 2 小时，加盐调味即可。

功能效用／此汤可养血安神、补血益气。对失眠心悸、月经不调、肾阴虚、血压低、盗汗等有食疗作用。

红枣山药粥

材料／红枣 50 克，山药 100 克，粳米 50 克，红糖 5 克。

做法／1.将粳米洗净，泡发；红枣洗净去核；山药洗净，切片备用。2.再把粳米、红枣、山药一起放进锅中，加适量水，先用大火煮沸，再改用小火煮至粥成。3.待粥熟时，加上红糖，搅拌均匀即可。

功能效用／此方具有健脾益肾、补血益气的功效，适用于气血不足型低血压。

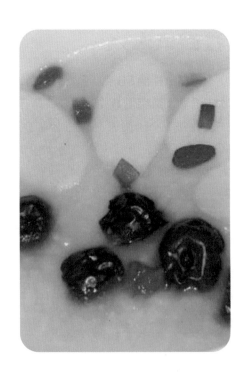

第二章

神经科

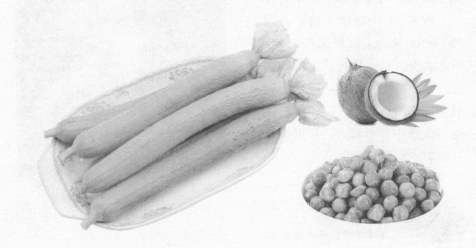

头痛

头痛是发生于头颅上半部，包括眉弓、耳轮上缘和枕外隆凸连线以上部位的疼痛。病因复杂，西医认为可由颅内病变、颅外头颈部病变、精神病引起。头痛是一种常见的症状，在许多疾病进展过程中都可以出现，大多无特异性，但有些头痛症状却是严重疾病的信号。头痛的种类有昏痛、隐痛、胀痛、跳痛、刺痛或头痛如裂。中医认为，本病也称"头风"，多因外邪侵袭，或内伤诸疾，导致气血逆乱、瘀阻脑络、脑失所养所致。

食疗大全

桂圆山药红枣汤

材料／新鲜山药 150 克，桂圆肉 100 克，红枣 6 枚，冰糖适量。

做法／1.山药削皮洗净，切小块；红枣洗净。2.煮锅加 1000 毫升水煮开，加入山药块煮沸，再下红枣。3.待山药熟透、红枣松软，将桂圆肉剥散加入，待桂圆的香甜味渗入汤中即可熄火，根据个人口味添加冰糖即可食用。

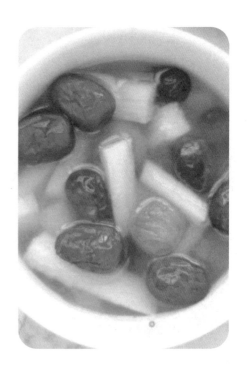

功能效用／此汤对头痛引起的晕眩、神志不清、心神不宁等症状有缓解功效。

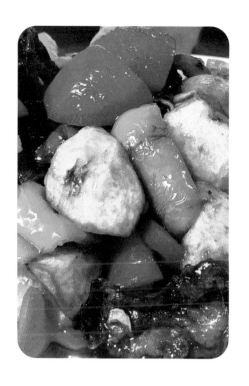

地三鲜

材料/茄子、青椒、土豆各适量，盐、蒜头、葱、姜、水淀粉各适量。

做法/1.土豆洗净，去皮切块；茄子洗净切块；青椒洗净切片；蒜头洗净切末；葱洗净切段；姜洗净切丝。2.油锅烧热，将土豆炸熟捞出，茄子入油锅煸软捞出。3.油烧热，下姜、葱、蒜，下青椒、土豆、茄子，加盐炒匀，然后淋入水淀粉出锅。

功能效用/青椒营养丰富。多食可增强体力，改善怕冷、冻伤、血管性头痛等症状。

冬瓜双豆

材料/冬瓜200克，青豆50克，黄豆50克，胡萝卜30克，盐4克，味精3克，酱油2毫升。

做法/1.冬瓜去皮，洗净，切块；胡萝卜洗净切粒。2.将所有材料入沸水中烫一下，捞出沥水。3.起锅上油，加入冬瓜、青豆、黄豆、胡萝卜和所有调味料一起炒匀即可。

功能效用/此菜含有较多的纤维素，对头痛引起的眩晕有缓解作用。

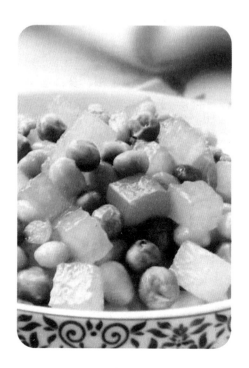

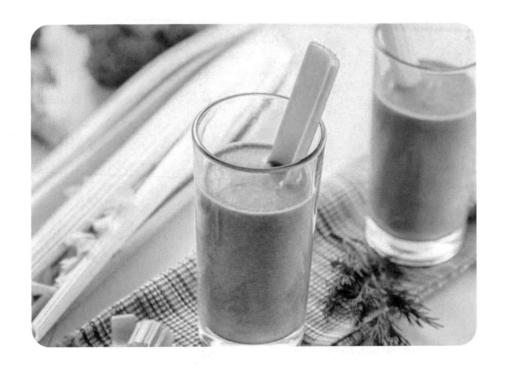

芹菜蔬果汁

材料 / 芹菜梗 1 根，黄番茄 1 个，葡萄柚 1 瓣，蜂蜜少许。

做法 / 1.芹菜洗净，切段；黄番茄洗净，切块；葡萄柚洗净，挤汁。2.将所有材料一起放入果汁机中搅拌均匀。3.加蜂蜜调味即可。

功能效用 / 此汁能消除积滞在肝脏中的过氧化脂质，减轻肝脏负担，预防脂肪肝、肝炎；并能清肝降火，改善头晕、头痛、失眠、心烦等症状。

失眠多梦

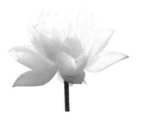

　　失眠多梦是指睡眠时间短，从睡眠中醒来后自觉乱梦纷纭，无法继续入睡，并常伴有头昏神疲的一种脑科常见病症。

　　失眠多梦的病因主要包括环境的改变、身体疾病、情绪变化、不良习惯以及药物作用等。中医认为，失眠多梦的根源是机体内在变化，常见的如气血不足、情志损伤、阴血亏虚、劳欲过度等。长期失眠多梦会引起免疫力下降，从而导致肥胖症、神经衰弱和抑郁症，严重的则会出现精神分裂。

食疗大全

葡萄干红枣汤

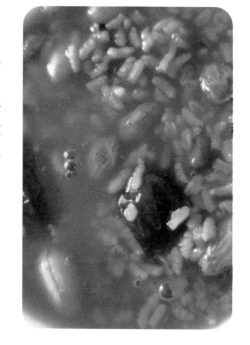

　　材料 / 葡萄干 30 克，红枣 15 克，冰糖 10 克，清水 1000 毫升。

　　做法 / 1.葡萄干洗净；红枣去核，洗净。2.锅中加适量的水，放入葡萄干和红枣煮至枣烂。3.放入冰糖调味即可。

功能效用 / 此汤口味清甜，有补气益血、滋养身心的功效。

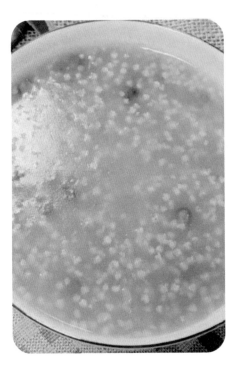

小米绿豆粥

材料/ 小米 150 克，绿豆 100 克，白砂糖 20 克，清水 2000 毫升。

做法/ 1.小米洗净，绿豆洗净泡水 30 分钟备用。2.锅中放适量水，加入小米、绿豆，大火煮开。3.转用小火煮至小米熟烂，绿豆熟透时，调入白砂糖即可食用。

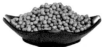

功能效用/ 此粥清淡美味，可养心安神、和胃生津、解暑解毒。

冰糖百合

材料/ 百合 300 克，冰糖 20 克，盐 3 克，白砂糖 50 克。

做法/ 1.百合泡发洗净，逐片削去黄尖。2.锅中放水烧开，放入百合片焯烫至熟，捞出装入碗中，加入白砂糖，上笼蒸 12 分钟后取出。3.锅内加水适量，放入冰糖烧融，加盐，再下百合烧沸，收汁即可出锅。

功能效用/ 此菜清甜可口，有补中益气、养阴生津、清心除烦的功效。

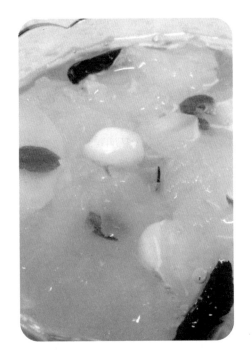

银耳山药甜汤

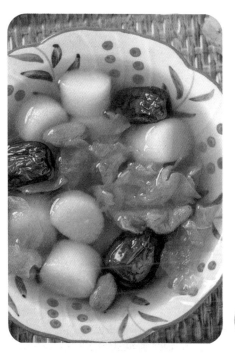

材料/银耳100克，山药100克，莲子50克，百合50克，红枣6克，冰糖适量。

做法/1.银耳洗净，泡发备用。2.红枣划几刀，洗净；山药洗净，去皮，切成块。3.银耳、莲子、百合、红枣同时入锅煮约20分钟，待莲子、银耳软糯，将准备好的山药放入一起煮。4.加入冰糖调味即可。

功能效用/宁心安神、益气、生津。

糯米卷

材料/糯米100克，香芋半个，花生碎50克，盐3克，味精3克，糖6克，生抽少许。

做法/1.将糯米洗净，入锅中蒸熟。2.将蒸熟的糯米盛入碗中，加入花生碎，再加入盐、味精、糖、生抽拌匀。3.然后捏成方块形状；将香芋洗净，切成片状。4.用香芋片将方形糯米块包住，将糯米卷上蒸笼蒸熟即可。

功能效用/糯米可补中益气、健脾养胃，对心悸失眠、衰弱体虚均有一定功效。

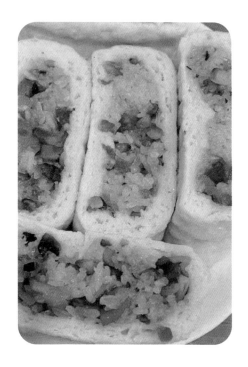

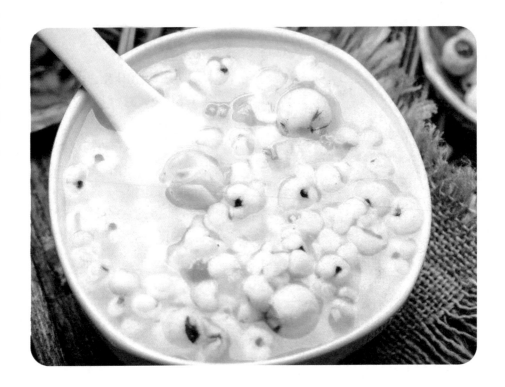

芡实茯苓粥

材料 / 粳米 100 克，芡实粉、茯苓粉各 50 克，桂圆肉 20 克，盐 1.5
克，温水、冷水各 1200 毫升。

做法 / 1.将芡实粉、茯苓粉用温水调成糊。2.粳米淘洗干净，浸泡半小时，
控水。3.锅中加冷水，放入粳米、桂圆肉，用大火烧沸，缓缓倒入芡实茯苓糊，
搅匀后用小火熬煮。4.粥成时，下入盐调好味，稍焖片刻即可。

功能效用 /消毒解热、
利尿通乳、消渴、安神
助眠。

核桃红枣木耳粥

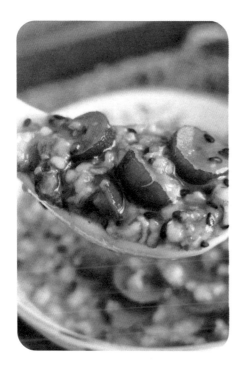

材料 / 核桃仁、红枣、水发黑木耳各适量，大米80克，白糖4克，葱花适量。

做法 / 1.大米泡发洗净；木耳泡发，洗净，切丝；红枣洗净，去核，切成小块；核桃仁洗净。2.锅置火上，倒入清水，放入大米煮至米粒开花。3.加入木耳、红枣、核桃仁同煮至浓稠状，调入白糖拌匀，撒上葱花即可。

功能效用 / 此粥有补血益气的功效，对失眠有一定的疗效。

赤小豆莲子清鸡汤

材料 / 赤小豆100克，莲子肉50克，陈皮1块，嫩鸡1只，盐少许，冷水适量。

做法 / 1.将鸡去毛、去内脏、去肥膏，洗净，放滚水煮5分钟；赤小豆、莲子肉和陈皮洗干净，莲子肉保留莲子衣，去莲子心。2.瓦煲加冷水，用小火煲至水滚，放入以上食材，改用中火继续煲3小时，加少许盐调味即可饮用。

功能效用 / 养心安神，有助睡眠。

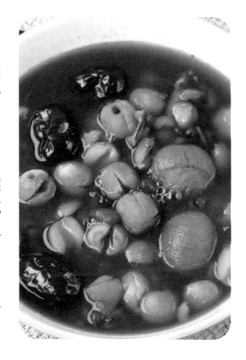

抑郁症

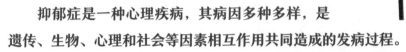

　　抑郁症是一种心理疾病，其病因多种多样，是遗传、生物、心理和社会等因素相互作用共同造成的发病过程。

　　抑郁症患者常常情绪低落、悲观，缺乏自信，缺乏主动性，承受着极大的精神和躯体痛苦。抑郁症属中医"郁病"范畴，主要是由情志所伤、肝气郁结，引起五脏气机不和，肝、脾、心三脏受累，以及阴阳气血失调所致。

食疗大全

当归郁金猪蹄汤

　　材料／当归10克，郁金15克，猪蹄250克，红枣5颗，生姜15克，盐适量。

　　做法／1.将猪蹄刮去毛，处理干净后洗净，在沸水中煮2分钟，捞出，斩块。2.当归、郁金、生姜洗净，将生姜拍裂。将除盐外的全部材料放入锅内，加适量水大火浇沸后转成小火煮2~3小时。3.待猪蹄熟烂后加入适量盐调味即可。

功能效用／此品可理气活血、疏肝解郁。

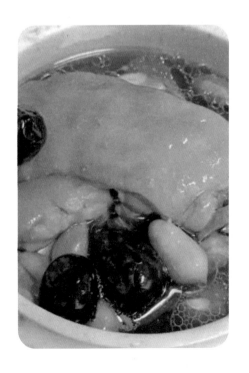

玫瑰香附茶

材料 / 玫瑰花、香附各 5 克，冰糖 1 大匙。

做法 / 1.玫瑰花洗净，沥干。2.香附冲净，加 2 碗水熬煮约 5 分钟，滤渣，留汁。3.将备好的药汁加热，置入玫瑰花瓣，加入冰糖，搅拌均匀，待冰糖全部融化后，药汁会变黏稠，搅拌均匀即可。

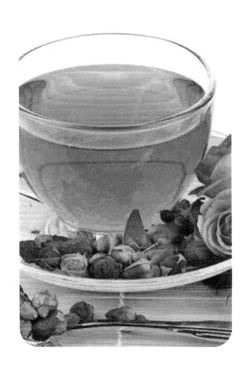

功能效用 / 理气活血，疏肝解郁。用于肝气郁结，常有胸胁胀痛或刺痛者，以及心情郁闷等症。

佛手瓜白芍瘦肉汤

材料 / 鲜佛手瓜 200 克，白芍 20 克，猪瘦肉 400 克，蜜枣 5 枚，盐 3 克。

做法 / 1.佛手瓜洗净，切片，余水。2.白芍、蜜枣洗净；猪瘦肉洗净，切片，飞水。3.将清水 800 毫升放入瓦煲内，煮沸后加入全部材料，大火开滚后，改用小煲 2 小时，加盐调味。

功能效用 / 此汤可补血养肝，对肝血不足、心神失养的抑郁症患者大有益处。

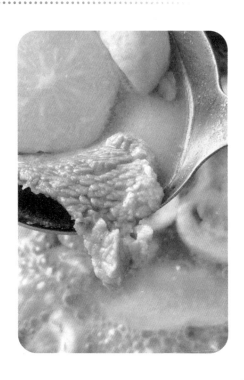

头晕耳鸣

头晕和耳鸣是很常见的症状，它由多种疾病引起，如脑部病变、耳源性疾病、心脑血管疾病、颈椎病、精神病等。除疾病之外，过度疲劳、睡眠不足、情绪过于紧张等因素也容易导致头晕耳鸣的发生。

头晕耳鸣不仅会影响患者正常的生活与工作，而且会给患者带来精神上和生理上的巨大痛苦。患上头晕耳鸣症时，要及时前往医院做详细的检查，尽快找出病因，并积极地配合治疗。

食疗大全

归芪白芍瘦肉汤

材料 / 当归、黄芪各20克，白芍10克，猪瘦肉60克，盐适量。

做法 / 1. 将当归、黄芪、白芍分别用清水洗净，备用；猪瘦肉洗净，切块，备用。2. 锅洗净，置于火上，注入适量清水，将当归、黄芪、白芍与猪瘦肉一起放入锅内，炖熟。3. 最后加盐调味即可。

功能效用 / 此汤可补气活血、疏肝和胃。对体质虚弱、肝炎、月经不调等症有食疗作用。对头晕耳鸣有食疗效果。

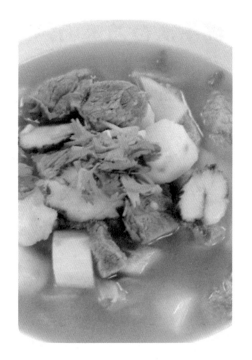

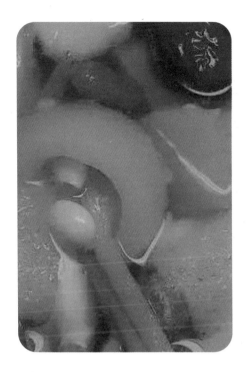

阿胶猪皮汤

材料 / 阿胶 25 克，葱白 15 克，猪皮 500 克，姜丝、花椒水、绍酒、味精、盐、酱油、蒜末、香油各适量。

做法 / 1.将阿胶加绍酒，上蒸笼蒸化。2.猪皮洗净放锅内煮透，捞出用刀将里外刮干净，切成宽条。3.锅内加开水，下猪皮、阿胶及所有调味料，用大火烧开，转慢火熬 30 分钟即可。

功能效用 / 此汤有补血安胎的功效，对气血亏虚引起的妊娠胎动不安有一定作用。对头晕耳鸣有食疗效果。

灵芝蒸猪心

材料 / 猪心 1 个，灵芝 20 克，姜片适量，精盐 5 克，麻油少许。

做法 / 1.将猪心剖开洗净切片，灵芝去柄，洗净切碎，同放于大瓷碗中，加入姜片、精盐和清水 300 毫升，盖好。2.隔水蒸至酥烂，下盐，淋麻油即可。

功能效用 / 本品具有补虚、安神定惊、养心补血之功效，可改善心悸失眠、头晕目眩、面色无华等症状。

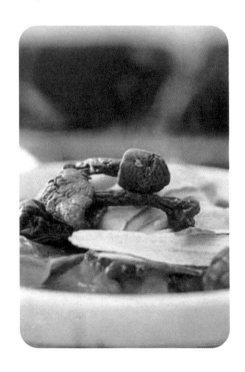

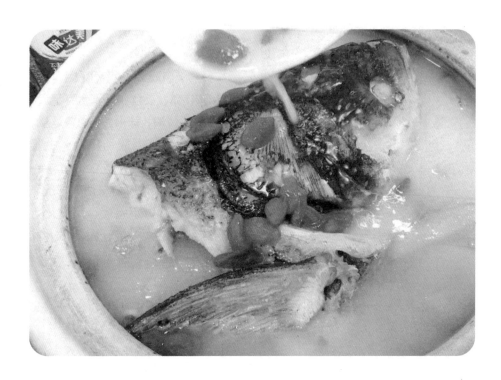

天麻鱼头汤

材料 / 鱼头 1 个，天麻 15 克，茯苓 2 片，枸杞子 10 克，葱段适量，米酒 1 汤匙，姜 5 片，盐少量。

做法 / 1. 天麻、茯苓洗净，入锅中，加水 5 碗，熬成 3 碗。2. 鱼头用开水氽烫一下，捞起，备用。3. 将鱼头和姜片放入煮开的天麻、茯苓汤中，待鱼煮至快熟，放入枸杞子、米酒，微煮片刻，放入葱段，加盐调味即可。

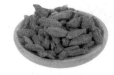

功能效用 / 此汤可平肝熄风、健脑安神。对偏正头痛、眩晕、肢体麻木有食疗作用。

神经衰弱

神经衰弱是由于大脑神经活动长期处于紧张状态，从而导致大脑神经功能失调而造成的精神和身体活动能力减弱的一种疾病。

超负荷的体力或脑力劳动能够引起大脑皮层兴奋和抑制功能紊乱，这是引起神经衰弱症的主要原因，因而脑力劳动者多为神经衰弱的高发人群。感染、营养不良、内分泌失调、颅脑创伤、躯体疾病，以及长期的心理冲突和精神创伤等也会诱发神经衰弱。

神经衰弱属中医"郁症""心悸""不寐"或"多寐"范畴，多因情绪紧张、素体虚弱、心虚胆怯而引起心神不安所致。

食疗大全

蘑菇菜心炒圣女果

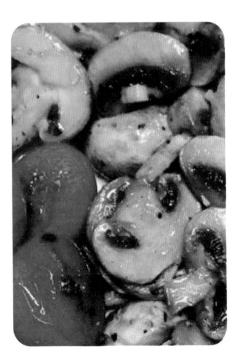

材料 / 木耳菜 200 克，蘑菇 100 克，圣女果 100 克，盐 5 克，味精 3 克，白糖 3 克。

做法 / 1. 蘑菇去蒂洗净；木耳菜择去黄叶，洗净；圣女果洗净，对切。2. 将木耳菜入沸水中稍烫，捞出。3. 净锅上火加油，下入蘑菇、圣女果翻炒。再下入木耳菜和所有调味料炒匀即可。

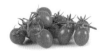

功能效用 / 木耳菜性微寒，常食具有除烦解渴、利尿通便和清热解毒之功效。

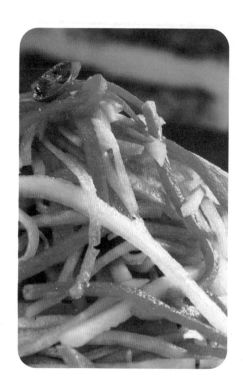

炝拌三丝

材料／莴笋500克，胡萝卜250克，红辣椒50克，葱花、姜末各5克，花椒油25毫升，盐15克，醋10毫升。

做法／1.将莴笋削去皮洗净，直刀切成细丝；胡萝卜洗净，切丝；辣椒洗净，切丝。2.将三种丝放入盘内，上浇花椒油。3.加入盐、醋、葱花、姜末，所有材料一起拌匀即可。

功能效用／莴笋具有安神镇静作用，且没有毒性，最适宜神经衰弱失眠者。

土豆豆沙糕

材料／大米粉125克，土豆100克，豆沙50克，杏仁25克，白糖50克。

做法／1.土豆去皮，压成泥；白糖加水融化。2.大米粉、土豆泥加糖水搅拌，揉成米团。3.案板洗净，抹一层熟植物油，将一半米团平铺在案板上，加豆沙抹平，再铺上杏仁，用余下的米团平铺在上面。放入蒸锅蒸熟即可。

功能效用／土豆能促进脾胃的消化功能，让肠胃在睡眠时能得到好的休息。

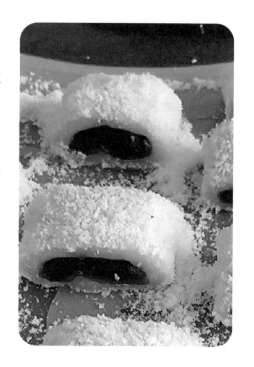

三叉神经痛

三叉神经痛，又称为"脸痛"，是局限于三叉神经支配区域内反复发作的短暂的阵发性剧烈神经痛。三叉神经痛又分为原发性三叉神经痛和继发性三叉神经痛。原发性三叉神经痛的病机尚不明确，其病变部位可能是在三叉神经半月节感觉根内。继发性三叉神经痛，由颅内、外各种器质性疾病所引起。三叉神经痛属中医"面痛""头风"或"偏头疼"等范畴，主要是由劳累体虚，风寒、湿热外侵，或肝郁气滞，血瘀、经络阻塞所致。另外，家族遗传也会有一定影响。

食疗大全

白芍猪尾汤

材料 / 白芍 10 克，吴茱萸 10 克，猪尾 1 条，鸡爪 50 克，鸡汤 1000 克，姜、料酒、白糖、盐适量。

做法 / 1.将猪尾洗净砍成段；鸡爪洗净切成块；白芍、吴茱萸洗净。2.锅中加水，下入猪尾、鸡爪焯去血水。3.将鸡汤倒入锅内，煮沸后加入猪尾、生姜片、料酒、鸡爪、白芍、吴茱萸，炖熟后加入白糖、盐调味即可。

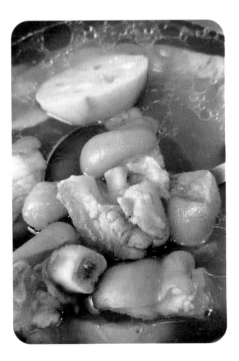

功能效用 / 本方具有行气活血、散寒止痛的功效，可缓解寒凝血瘀型三叉神经痛。

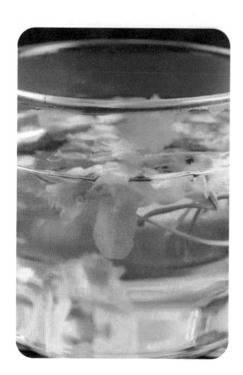

石膏沙参茶

材料 / 生石膏 30 克，石斛 15 克，川牛膝 9 克，沙参 15 克，白糖少许。

做法 / 1.将石斛、沙参、川牛膝洗净。2.再把所有药材放进锅中，加适量水，煎水取汁。3.最后可加上少许白糖调味。

功能效用 / 本方可以滋阴、清热，适用于阴虚胃热之三叉神经痛。

羌活鸡肉汤

材料 / 羌活 15 克，红枣 5 枚，川芎 10 克，鸡肉 150 克，盐 2 小匙。

做法 / 1.鸡肉洗净，剁块；羌活、川芎洗净，装进干净纱布袋、扎紧；红枣洗净。2.将鸡肉放入沸水中汆烫。3.将以上材料放入锅中，加 7 碗水大火煮开，转小火炖 30 分钟，起锅前取掉纱布袋丢弃，加盐调味即可。

功能效用 / 本方具有行气活血、祛湿止痛的功效。对三叉神经痛有较好的效果。

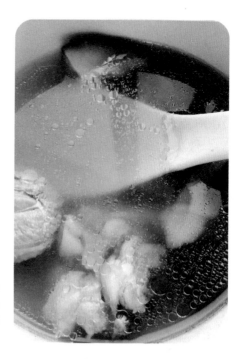

阿尔茨海默症

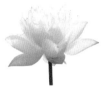

阿尔茨海默症即所谓的老年痴呆症，是一种起病隐匿的进行性发展的致死性神经退行性疾病，临床表现为认知和记忆功能不断恶化，日常生活能力进行性减退，并伴有各种神经精神症状和行为障碍。据中国阿尔茨海默症协会2011年的公布调查结果显示，全球有约3650万人患有阿尔茨海默症，每7秒就有一个人患上此病，平均生存期只有5.9年，是威胁老人健康的"四大杀手"之一。阿尔茨海默症多起病于老年期，潜隐起病，病程缓慢且不可逆，临床上以智能损害为主。

食疗大全

北京炒疙瘩

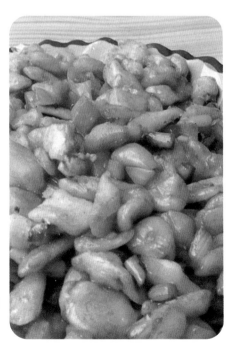

材料 / 高筋面粉400克，香菇20克，胡萝卜20克，黄瓜20克，盐5克，味精1克，醋3克，油20克，蒜末10克。

做法 / 1.高筋面粉加水和匀，制成小丁；胡萝卜、香菇、黄瓜切丁。2.锅中注入水烧开，放入面疙瘩，煮熟后备用。3.锅上火，油烧热，炒香所有食材加入疙瘩，调入调味料炒匀即可。

功能效用 / 黄瓜中所含的维生素B_1有利于调节大脑神经，可防止、延缓中老年痴呆。

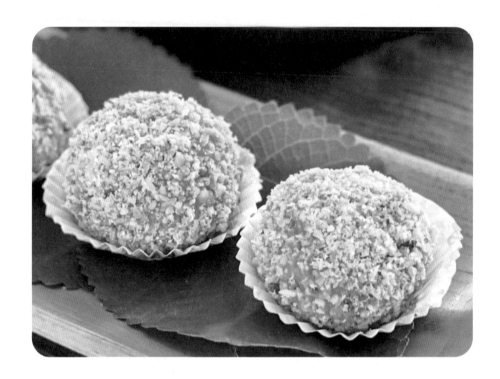

雷沙汤圆

材料／汤圆 300 克，花生米 100 克，黄豆 100 克，白砂糖 50 克。

做法／1.花生米与黄豆入锅炒熟，研成粉末，加入白砂糖拌匀备用。2.汤圆入沸水锅中煮 2~3 分钟，捞出。3.将汤圆裹上花生米与黄豆粉摆盘即可。

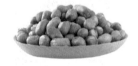

功能效用／花生米中的卵磷脂是神经系统所需要的重要物质，能延缓脑功能衰退。

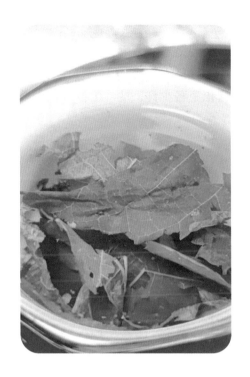

桑叶清新茶

材料/大青叶5克,桑叶5克,麦门冬10克,蔬果酵素粉1包。

做法/1.大青叶、桑叶、麦门冬加水800毫升(约4碗清水)煮成400毫升。2.取汁去渣待冷,加入蔬果酵素粉拌匀即可。

功能效用/麦门冬是有效的滋养强壮剂,可清肺养阴、益胃生津、除烦宁心、益智补虚。常用于治疗老年痴呆症。

女贞子蜂蜜饮

材料/女贞子20克,蜂蜜30克。

做法/1.将女贞子放入锅中,加适量水。2.小火煎煮30分钟,去渣,取汁。3.依个人口味调入蜂蜜即可。

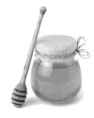

功能效用/此茶能滋补肝肾,软化血管。主治肝肾阴虚型动脉硬化、头晕目眩、腰酸耳鸣、须发早白、遗精、便秘等。

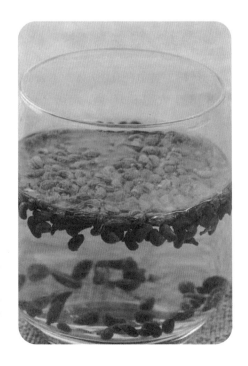

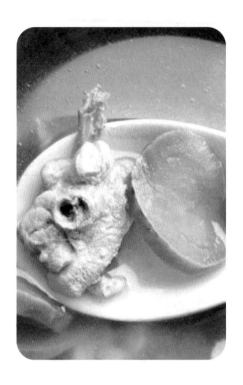

天麻黄精炖乳鸽

材料 / 乳鸽 1 只，天麻、黄精、枸杞子各少许，盐、葱各 3 克，姜 3 片。

做法 / 1.乳鸽收拾干净；天麻、黄精洗净稍泡；枸杞子洗净泡发；葱洗净切段。2.热锅注水烧沸，下乳鸽滚尽血渍。3.炖盅注入水，放入天麻、黄精、姜、枸杞子、乳鸽，大火煲沸后改小火煲 3 小时，放入葱段，加盐调味即可。

功能效用 / 本品可平肝养肾、熄风降压。对高血压、中风、老年痴呆有食疗作用。

黄鱼海参羹

材料 / 黄鱼肉 100 克，水发海参 80 克，火腿丁 10 克，鸡蛋 2 只，料酒 6 克，盐 3 克，油 15 克，葱末 3 克，淀粉 10 克。

做法 / 1.黄鱼肉及海参切小片，鸡蛋打散。2.热锅放入色拉油，五成热时，爆香葱末，加料酒、水、海参、黄鱼，烧沸后加盐略煮，倒入鸡蛋，食材熟透时勾芡，撒上火腿丁即可。

功能效用 / 本方能够安神醒脑，提高记忆力，还能补肾益气。

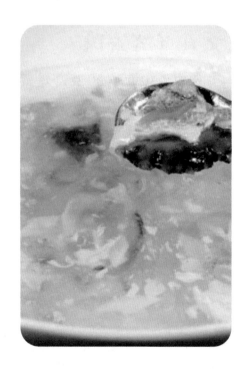

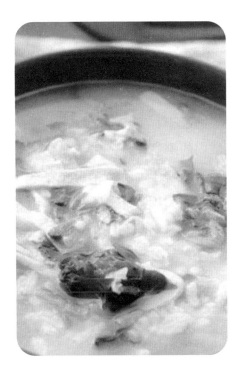

鸡蛋木耳粥

材料／粳米100克，鸡蛋2只，黑木耳30克，菠菜20克，银芽15克，海米10克，姜末5克，盐、味精各1克，高汤500克，冷水适量。

做法／1.粳米洗净煮成稀粥，备用。2.鸡蛋摊成蛋皮，切丝。3.木耳泡发，洗净切丝；银芽、菠菜洗净。4.锅中加高汤，上火烧沸，下入盐、味精和姜末，再下入所有食材，煮沸即可。

功能效用／补脑益智，提高记忆力。

紫菜蛋花汤

材料／紫菜250克，鸡蛋2个，盐5克，味精3克，姜5克，葱2克。

做法／1.将紫菜用清水泡发后，捞出洗净，葱洗净切花；姜去皮，切末。2.锅上火，加入水煮沸后，下入紫菜。3.待紫菜再沸时，打入鸡蛋，至鸡蛋成形后，下入姜末、葱花，调入调味料即可。

功能效用／此汤适用于老年痴呆患者饮食辅助治疗，对老年痴呆有食疗作用。

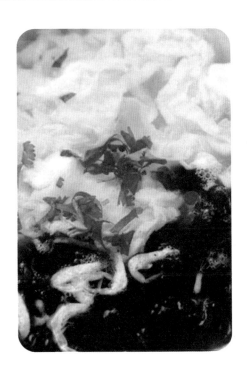

坐骨神经痛

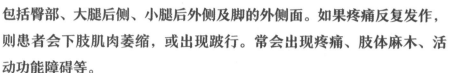

坐骨神经是支配臀部和下肢的主要神经干。坐骨神经痛是指坐骨神经通路及分布区域内的疼痛，包括臀部、大腿后侧、小腿后外侧及脚的外侧面。如果疼痛反复发作，则患者会下肢肌肉萎缩，或出现跛行。常会出现疼痛、肢体麻木、活动功能障碍等。

食疗大全

强筋党参牛尾汤

材料／红枣5颗，黄芪20克，党参、当归各10克，枸杞子15克，牛尾1条，牛肉250克，牛筋100克，盐适量。

做法／1.牛肉洗净，切块；牛筋用清水浸泡一晚上；牛尾洗净斩段；所有药材均洗净。2.将所有的材料放入锅中，加适量水，用大火煮沸，转小火再煮2小时，加盐调味即可。

功能效用／补肾养血、强腰壮膝、益气固精。

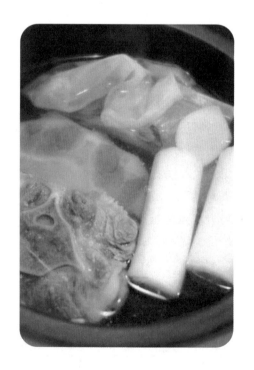

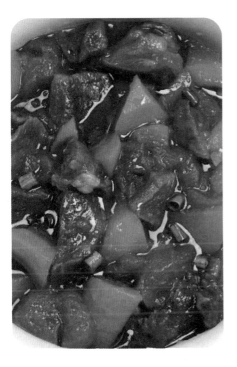

胡萝卜煲牛肉

材料／牛肉250克，胡萝卜100克，高汤、葱花适量。

做法／1.将牛肉洗净，切块；胡萝卜去皮，洗净，切块备用。2.净锅上火倒入高汤，下入牛肉、胡萝卜煲至成熟，撒上葱花即可。

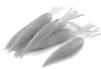

功能效用／胡萝卜有补肝明目、清热解毒的作用；牛肉可补中益气、滋养脾胃、强健筋骨、化痰熄风、止渴止涎。此汤具有补脾益胃、补肝明目的功效。

猪腰黑米花生粥

材料／薏苡仁、红豆各30克，猪腰、黑米、花生米、绿豆各50克，盐、葱花各适量。

做法／1.猪腰洗净，去腰臊，切花刀；花生米洗净；黑米、薏苡仁、绿豆、红豆淘净，泡3小时。2.将泡好的材料入锅，加水煮沸，下入花生米，中火熬煮半小时。3.放入猪腰，待猪腰变熟，加入盐调味，撒上葱花即可。

功能效用／此品可补肾强腰、益气养血。

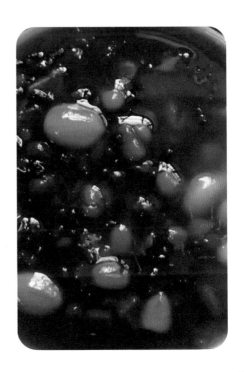

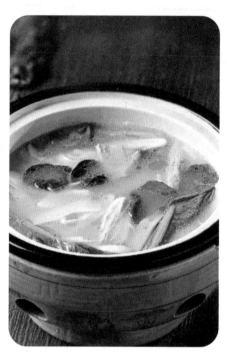

桑寄生竹茹汤

材料／桑寄生40克，竹茹10克，红枣8颗，鸡蛋2个，冰糖适量。

做法／1.桑寄生、竹茹洗净；红枣洗净去核备用。2.将鸡蛋用水煮熟，去壳备用。3.桑寄生、竹茹、红枣加水以小火煲约90分钟，加入鸡蛋，再加入冰糖煮沸即可。

功能效用／舒筋活络、强腰膝、止痹痛。用于辅助治疗坐骨神经痛、腰痛等症。

附子蒸羊肉

材料／制附子10克，鲜羊肉1000克，葱段、姜丝、料酒、肉清汤、食盐、熟猪油、味精、胡椒粉各适量。

做法／1.将羊肉洗净，放入锅中，加适量清水将之煮至七成熟，捞出切块。2.取一个大碗倒入所有食材和调料。3.再放入沸水锅中隔水蒸熟即可。

功能效用／散寒除湿、温经通络、止痹痛。

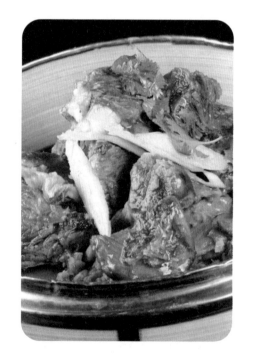

第二章

呼吸科

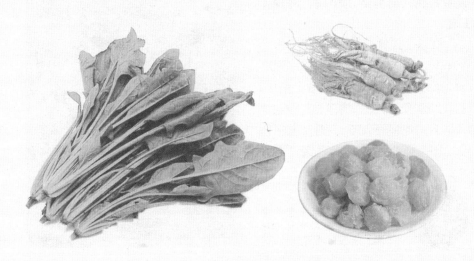

感冒

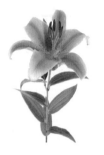

感冒有一定的自愈性，总体上可以分为普通感冒和流行性感冒。普通感冒，中医称"伤风"，是由多种病毒引起的一种上呼吸道常见病，其中30%~50%是由某种血清型的鼻病毒引起。不同季节，感冒的致病病毒并非完全一样，流行性感冒是由流感病毒引起的急性呼吸道传染病。从中医角度来讲，感冒通常分为风寒感冒、风热感冒、暑湿感冒。

食疗大全

竹叶菜饭

材料／干竹叶3叶，白米1杯，油菜2株，胡萝卜1小段，海藻干1匙。

做法／1.竹叶洗净，入沸水中烫一下，捞起，铺于电子锅内锅底层。2.油菜去头，洗净切细；胡萝卜削皮，洗净，切丝。3.白米淘净，与油菜、胡萝卜和海藻干混合，倒入电子锅中，加1杯半水，入锅煮饭，至开关跳起即成。

功能效用／油菜富含维生素C，维生素C又称抗坏血酸，有预防感冒的作用。

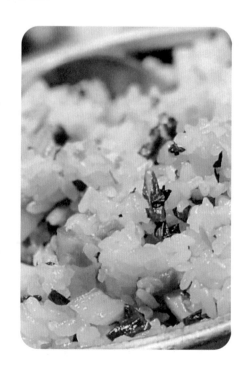

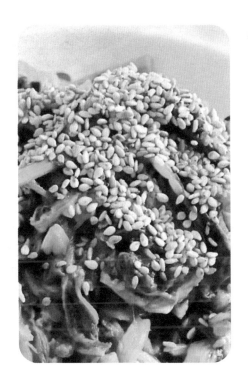

降火酱拌菠菜

材料/ 菠菜250克，油面筋2片，蒜头1粒，辣椒面少许，酱油1大匙。

做法/ 1.菠菜洗净，入薄盐沸水中烫熟，捞起，挤干水分，切段。2.油面筋烫过、捞起、压干水分，切薄片。蒜头去膜、拍裂、切碎；炒锅加油，下蒜末、辣椒面，用中火爆香，淋入酱油即熄火。3.将酱料淋在菜上拌匀即成。

功能效用/ 此菜有助于改善感冒引起的消化系统失调。

木耳炒百合

材料/ 黄瓜100克，水发木耳45克，百合、白果、熟红豆各20克，盐、醋、香油各适量。

做法/ 1.黄瓜洗净，去皮切段；木耳、百合、白果均洗净，与黄瓜同入开水中焯水后，捞出沥干水分。2.油锅烧热，下黄瓜、木耳、百合、白果、红豆翻炒，放入盐、醋炒匀，起锅装盘，淋上香油即可。

功能效用/ 这道菜能缓解风热感冒及流行性感冒引起的高热、头痛、口苦等症状。

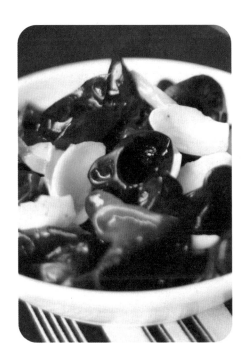

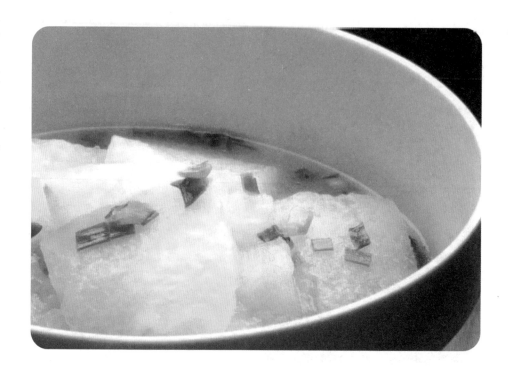

冬瓜汤

材料／冬瓜肉 150 克，冬瓜皮 50 克，豆腐 100 克，老姜 2 片，老玉米须 25 克，盐 2 克。

做法／1.冬瓜肉切块；冬瓜皮洗净；豆腐洗净切块。2.老玉米须洗净后装入小布袋。3.将所有材料加水约 750 毫升，滚后小火再煮 20 分钟便可滤汤取饮，冬瓜肉可进食。

功能效用／此汤对外感风热、发热畏寒、食欲减退、头痛身痛等有缓解功效，可清热祛暑、润肺生津、化痰止咳。

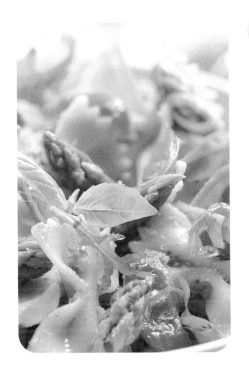

生菜芦笋沙拉

材料 / 生菜150克，陈皮50克，西红柿、白芦笋各80克，盐4克，葱白、沙拉酱各适量。

做法 / 1.生菜洗净，放入盘底；葱白洗净，切丝；西红柿洗净切块；白芦笋洗净，对切。2.白芦笋、陈皮放清水锅中，加盐煮好，捞出。3.将上述备好的原材料放入盘中，淋上沙拉酱即可。

功能效用 / 这道点心富含膳食纤维，能改善感冒引起的肠胃不适。

韭菜盒子

材料 / 精面粉200克，韭菜100克，鸡蛋50克，清油1毫升，香麻油1毫升，盐3克，鸡精、味精各1克。

做法 / 1.面粉用沸水烫熟和成面团，做成小剂，擀成面皮；韭菜洗净切碎，鸡蛋煎熟切碎，加调味料做成馅，再做成韭菜盒子。2.锅中油烧热，放入韭菜盒子，煎熟即可。

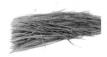

功能效用 / 这个点心皮薄馅厚，韧柔劲足，馅鲜味美，尤其能促进感冒患者的食欲。

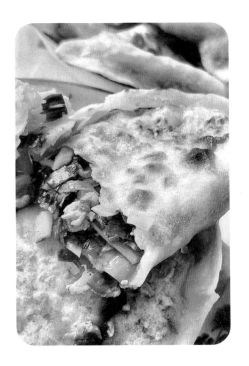

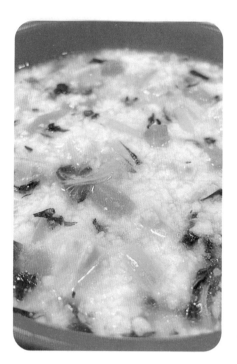

小白菜萝卜粥

材料 / 小白菜 30 克，胡萝卜、大米、盐、味精、香油各适量。

做法 / 1. 小白菜洗净，切丝；胡萝卜洗净，切小块；大米泡发洗净。2. 锅置火上，注水后，放入大米，用大火煮至米粒绽开。3. 放入胡萝卜、小白菜，用小火煮至粥成，放入盐、味精，滴入香油即可食用。

功能效用 / 此粥能治疗风寒引起的鼻塞、咳嗽等症。

金银花薄荷茶

材料 / 金银花 10 克，甘草 5 克，薄荷 5 克，冰糖少许。

做法 / 1. 金银花、甘草放入锅中，加水 600 毫升（约 3 碗清水）转大火煮沸，再转小火煮 10 分钟。2. 薄荷装入棉布袋，放入锅中再焖 10 分钟，取汁去渣即可饮用。

功能效用 / 金银花有清热解毒、善散肺经热邪功效，可预防流行性感冒、各型肝炎。

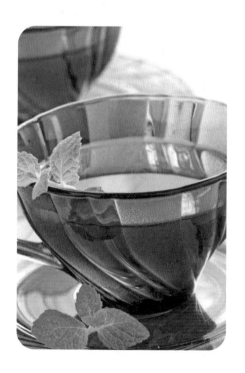

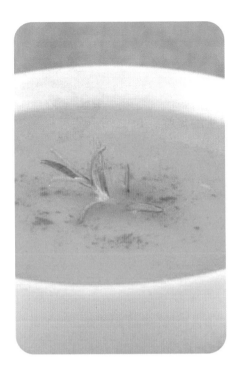

南瓜蔬菜浓汤

材料 / 南瓜 250 克，包菜叶 1 片，鲜奶 300 毫升，盐 1 小匙。

做法 / 1. 南瓜去子，削皮，洗净切块，入滚水中煮至熟烂，捞起。2. 倒入果汁机中加鲜奶打匀。3. 包菜叶洗净切小块，加入牛奶南瓜汁中，以中小火边煮边搅至熟软，之后加盐调味。

功能效用 / 此汤能够保护呼吸道以及上呼吸道的黏膜。

南瓜红豆粥

材料 / 红豆、南瓜各适量，大米 100 克，白糖 6 克。

做法 / 1. 大米泡发洗净；红豆泡发洗净；南瓜去皮洗净，切小块。2. 锅置火上，注入清水，放入大米、红豆、南瓜，用大火煮至米粒绽开。3. 再改用小火煮至粥成后，调入白糖即可。

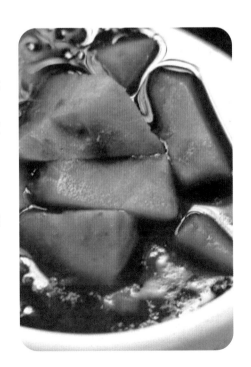

功能效用 / 此粥香甜可口，能散寒，增强抵抗力。

肺炎

肺炎是指远端气道、肺泡和肺间质的炎症，是最常见的感染性疾病之一。可由病原微生物、理化因素、免疫损伤、过敏及药物所致。肺炎通常发病急，变化快，并发症多，是内、儿科的常见病之一。

食疗大全

蜜饯胡萝卜粥

材料／粳米 100 克，蜜饯 50 克，胡萝卜 2 根，冰糖 15 克，冷水 1000 毫升。

做法／1. 粳米洗净，胡萝卜洗净，加冷水用榨汁机制成蓉、汁备用。2. 锅中加水，将粳米放入，先用大火烧沸，转小火熬煮成粥。3. 粥中加胡萝卜蓉、汁，用大火烧沸，再加入蜜饯及冰糖，转小火煮 20 分钟至粥黏稠即可。

功能效用／增强机体的特异性及非特异性免疫功能。

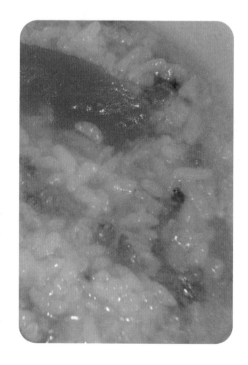

归精黑豆煲鸡汤

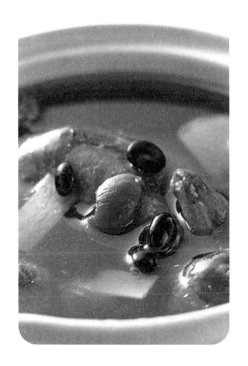

材料／当归50克，黄精50克，黑豆50克，红枣4颗，生姜2片，嫩鸡1只，盐少许，冷水适量。

做法／1.将鸡斩件，汆水待用。2.将黑豆放入炒锅中，不加油，炒至豆衣裂开。3.当归、黄精洗净，当归切片；红枣洗净。4.瓦煲内加水，用小火煲至水滚，放入用料，待水再滚时用中火煲3小时，以少许盐调味，即可。

功能效用／净化排毒，补气血，调节免疫功能。

山药蛋黄粥

材料／糯米粉100克，山药150克，鸡蛋3只。

做法／1.糯米粉用温水搅拌成浆。2.山药去皮，洗净，剁细过筛。3.鸡蛋打入碗内，捞出蛋黄，用冷水调匀。4.锅中加入约1000毫升冷水，放入山药末，煮沸两三次后将鸡蛋黄均匀加入，等待再次煮沸，加入糯米粉浆调匀煮熟，然后加入白糖，搅拌均匀，即可盛起食用。

功能效用／具有较高的抗菌免疫活性，能增强机体防病抗病能力。

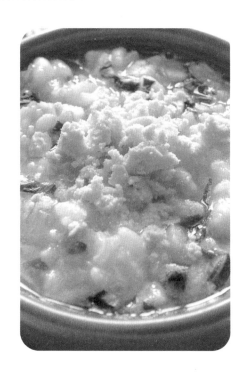

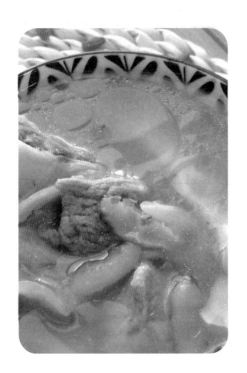

沙参玉竹煲猪肺

材料 / 沙参15克，玉竹10克，蜜枣2粒，猪肺1个，猪腱肉180克，姜2片，盐适量。

做法 / 1.沙参、玉竹洗净，切段；猪腱肉洗净切块；蜜枣洗净。2.猪腱肉飞水，将猪肺洗净后切成块。3.把沙参、玉竹、蜜枣、猪肺、猪腱肉、姜片放入锅中，加入适量清水煲沸，改中小火煲至汤浓，加盐调味即可。

功能效用 / 此品可润燥止咳、补肺养阴。

陈皮牛肉蓉粥

材料 / 粳米150克，牛肉200克，陈皮1片，大头菜2片，香菜5克，葱末3克，盐2克，白糖5克，淀粉10克，色拉油3克，冷水适量。

做法 / 1.粳米洗净，与陈皮煮粥。2.牛肉洗净切碎，剁成蓉，并用淀粉、盐、白糖、色拉油拌匀。3.粥煮25分钟后，牛肉蓉下锅，煮沸时加入香菜、葱末、大头菜即可。

功能效用 / 益气止渴、强筋壮骨、滋养脾胃，提高免疫力。

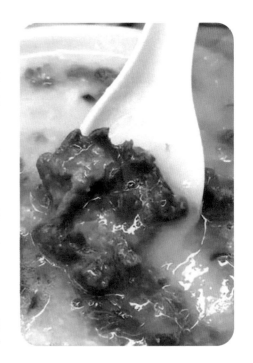

慢性支气管炎

慢性支气管炎是指气管、支气管黏膜及其周围组织的慢性非特异性炎症。临床上以咳嗽、咳痰或伴有气喘等反复发作为主要症状，每年大概持续 3 个月，连续 2 年以上。早期症状轻微，多于冬季发作，春夏有所缓解。晚期因炎症加重，症状常年存在。病理学特点为支气管腺体增生和黏膜分泌增多。病情呈缓慢进行性进展，常并发阻塞性肺气肿，严重者常发生肺动脉高压，甚至肺源性心脏病。

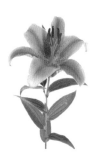

当机体抵抗力减弱时，气道在不同程度敏感性（易感性）的基础上，有一种或多种外因存在，长期反复性作用，可发展成为慢性支气管炎。如长期吸烟损害呼吸道黏膜，加上微生物的反复感染，也可发生慢性支气管炎。本病流行与吸烟、地区和环境卫生等有密切关系。

食疗大全

杏仁菜胆猪肺汤

材料 / 菜胆 50 克，杏仁 20 克，猪肺 750 克，盐适量。

做法 / 1. 全部材料洗净，猪肺注水、挤压多次，直至变白，切块，氽烫。2. 起油锅，将猪肺爆炒 5 分钟左右。3. 将 2000 毫升水煮沸后加入所有材料，大火煲开后，改小火煲 3 小时，加盐调味即可。

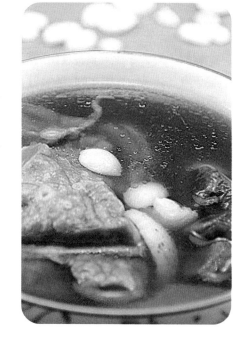

功能效用 / 此汤具有益气补肺、止咳化痰的功效。

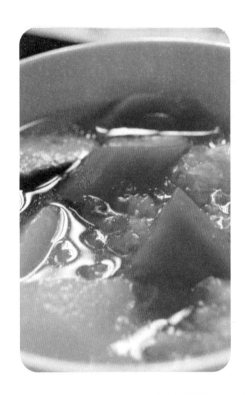

鸽子银耳胡萝卜汤

材料/鸽子1只，水发银耳20克，胡萝卜20克，精盐5克，葱花适量。

做法/1.将鸽子洗净，剁块，余水；水发银耳洗净，撕成小朵；胡萝卜去皮，洗净，切块备用。2.汤锅上火倒入水，下入鸽子、胡萝卜、水发银耳，调入精盐煲至熟撒入葱花即可。

功能效用/此品滋养和血、滋补温和，具有止咳化痰的功效。

椰子黄豆牛肉汤

材料/椰子1个，黄豆150克，牛腱子肉225克，红枣4颗，姜2片，盐适量，冷水适量。

做法/1.将椰子肉切块；洗干净黄豆；红枣去核，洗净；把牛腱子肉洗净，余烫后再冲洗干净。2.煲滚适量水，放入椰子肉、黄豆、牛腱子肉、红枣和姜片，水滚后改文火煲约2小时，下盐调味即成。

专家点评/因为黄豆易导致腹胀，所以消化功能不良、胃脘胀痛、腹胀等有慢性消化系统疾病的人应尽量少食。
功能效用/益气止渴，强筋壮骨，滋养脾胃，提高免疫力。

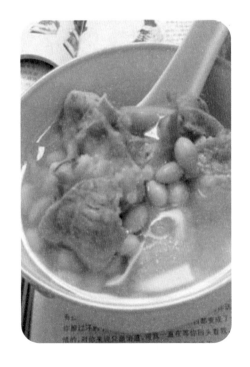

第四章

消化科

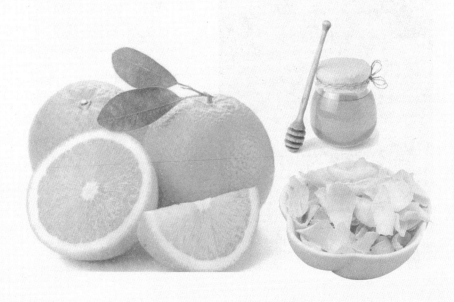

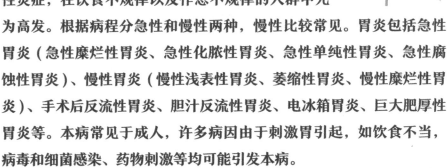

胃炎

　　胃炎指的是由各种因素引起的胃黏膜急性或慢性炎症，在饮食不规律以及作息不规律的人群中尤为高发。根据病程分急性和慢性两种，慢性比较常见。胃炎包括急性胃炎（急性糜烂性胃炎、急性化脓性胃炎、急性单纯性胃炎、急性腐蚀性胃炎）、慢性胃炎（慢性浅表性胃炎、萎缩性胃炎、慢性糜烂性胃炎）、手术后反流性胃炎、胆汁反流性胃炎、电冰箱胃炎、巨大肥厚性胃炎等。本病常见于成人，许多病因由于刺激胃引起，如饮食不当，病毒和细菌感染、药物刺激等均可能引发本病。

食疗大全

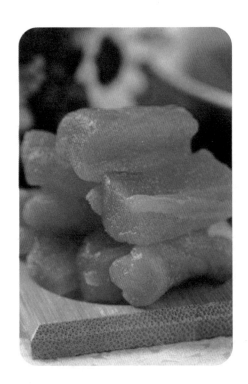

蜜饯萝卜

　　材料 / 鲜胡萝卜 500 克，蜂蜜 200 毫升，生姜片 5 克。

　　做法 / 1.胡萝卜洗净，切成丁。2.放入沸水内煮沸后即刻捞出，沥干水分，晾晒半日。3.再放入砂锅内，加蜂蜜调匀，以小火煮沸，待凉。可装瓶存放。

功能效用 / 此小吃适用于腹胀、呕吐、饮食不消化者食用，但需注意要在饭后食用。

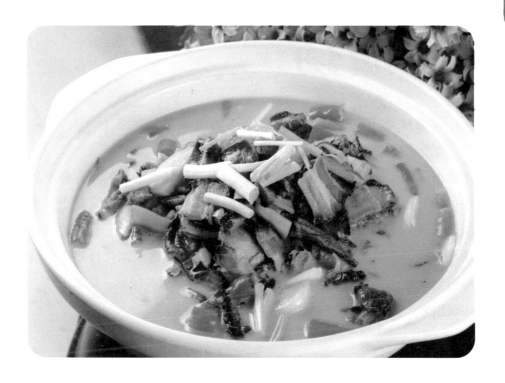

党参鳝鱼汤

材料/鳝鱼200克，党参20克，红枣10克，佛手、半夏各5克，盐适量。

做法/1.将鳝鱼去鳞及内脏，洗净后切段。2.党参、红枣、佛手、半夏洗净，备用。3.把党参、红枣、佛手、半夏、鳝鱼加适量清水，大火煮沸后，小火煮1小时，调入盐即可。

功能效用/此汤具有温中健脾、行气止痛的功效。

胃溃疡

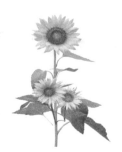

胃溃疡是指位于贲门至幽门之间的慢性溃疡，为消化系统常见疾病，是消化性溃疡的一种。消化性溃疡是指胃肠黏膜由于胃消化液自身消化而造成的超过黏膜肌层的组织性损伤，可以发生于消化道的任何部位，其中以胃及十二指肠最为常见，即胃溃疡和十二指肠溃疡。其病因和临床症状及治疗方法基本相似，明确诊断主要依靠胃镜检查。胃溃疡是消化性溃疡中最常见的一种，病因比较复杂，迄今不完全清楚，遗传因素、化学因素、生活因素、精神因素、感染因素都可能为其病因。

食疗大全

白芍椰子鸡汤

材料／白芍10克，椰子100克，母鸡肉150克，菜心30克，盐5克。

做法／1.将椰子洗净，切块；白芍、枸杞子洗净备用。2.母鸡肉洗净斩块，余水备用；菜心洗净，粉丝洗净泡软。3.煲锅上火倒入水，下入椰子、鸡块、白芍，煲至快熟时，调入盐，下入菜心煮熟即可。

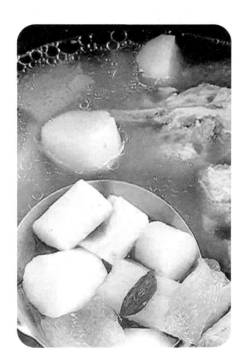

功能效用／此汤具有益气生津、清热补虚、补脾益气的功效。

白术猪肚粥

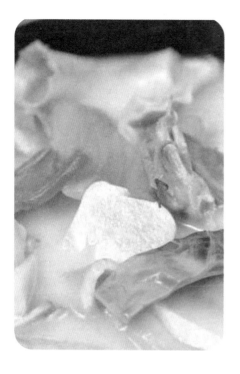

材料／白术20克，升麻10克，猪肚100克，大米80克，盐3克，鸡精2克，葱花5克。

做法／1.大米淘净；猪肚洗净，切成细条；白术、升麻洗净。2.大米入锅，加入适量清水，以大火烧沸，下入猪肚、白术、升麻，转中火熬煮。3.待米粒开花，改小火熬煮至粥浓稠，加盐、鸡精调味，撒上葱花即可。

功能效用／此品可补脾益气，渗湿止痛。

麦芽乌梅饮

材料／炒麦芽15克，乌梅2粒，寡糖30克，清水1000毫升。

做法／1.将乌梅、麦芽洗净，备用。2.加水放入乌梅、麦芽，煮沸后小火续煮20分钟。3.滤渣加入寡糖调味。

功能效用／行气除胀，滋阴养胃。可用于上消化道溃疡，症见胃肠胀气、反胃呕酸等症的辅助治疗。

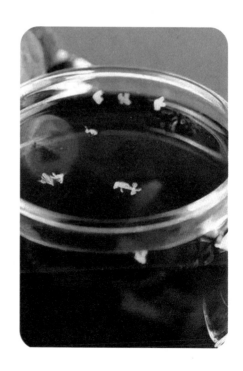

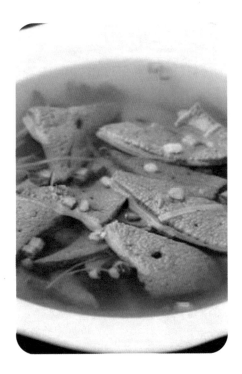

佛手延胡索猪肝汤

材料／佛手10克，延胡索10克，制香附6克，猪肝100克，盐、姜丝、葱花各适量。

做法／1.将佛手、延胡索、制香附洗净，备用。2.放入锅内，加适量水煮沸，再用小火煮15分钟左右。3.加入已洗净切好的猪肝片，放适量盐、姜丝、葱花，熟后即可食用。

功能效用／疏肝和胃，行气止痛。用于肝气郁结、胸闷腹胀、胃脘疼痛等症。

柴胡枸杞子羊肉汤

材料／柴胡3克，枸杞子10克，羊肉片200克，油菜200克，盐5克。

做法／1.柴胡冲净，放入煮锅中加4碗水熬高汤，熬到约剩3碗，去渣留汁。2.油菜洗净切段；枸杞子放入高汤中煮软；羊肉片入锅，并加入油菜。3.待肉片煮熟，加入盐调味即可。

功能效用／此汤可疏肝和胃、升托内脏。对中老年体质虚弱、反胃、胃痛有食疗作用。

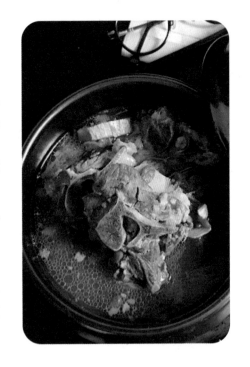

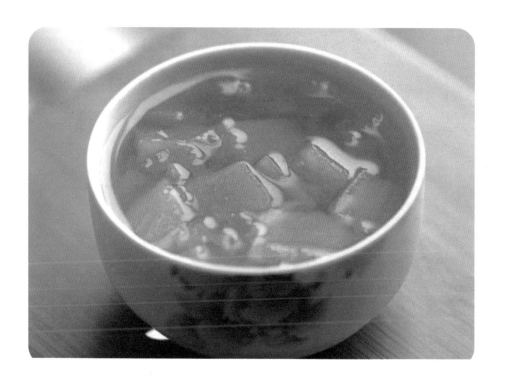

生姜米醋炖木瓜

材料 / 生姜 5 克，白芍 5 克，青木瓜 100 克，米醋少许。

做法 / 1.青木瓜洗净，切块；生姜洗净，切片；白芍洗净，备用。2.将青木瓜、生姜、白芍一同放入砂锅。3.加米醋和水，用小火炖至木瓜熟即可。

功能效用 / 补气益血、解郁调中、消积止痛。可辅助治疗上消化道溃疡、抑郁症、厌食等症。

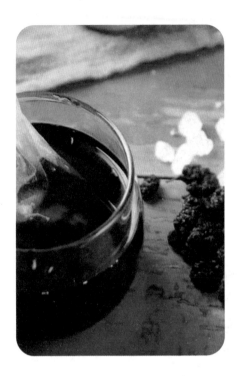

麦芽乌梅饮

材料／炒麦芽 15 克，乌梅 2 粒，寡糖 30 克，清水 1000 毫升。

做法／1. 将乌梅、麦芽洗净，备用。2. 加水放入乌梅、麦芽，煮沸后小火续煮 20 分钟。3. 滤渣加入寡糖调味。

功能效用／行气除胀，滋阴养胃。可用于上消化道溃疡，症见胃肠胀气、反胃呕酸等症的辅助治疗。

椰子肉银耳煲乳鸽

材料／乳鸽 1 只，银耳 10 克，椰子肉 100 克，红枣、枸杞子各适量，盐少许。

做法／1. 乳鸽收拾干净；银耳泡发洗净；红枣、枸杞子均洗净。2. 热锅注水烧开，下入乳鸽滚尽血渍，捞起。3. 将乳鸽、红枣、枸杞子放入炖盅，注水后以大火煲沸，放入椰子肉、银耳，小火煲煮 2 小时，加盐调味即可。

功能效用／银耳可滋阴养胃、润肺生津。此汤能补益滋润、健脑益智。

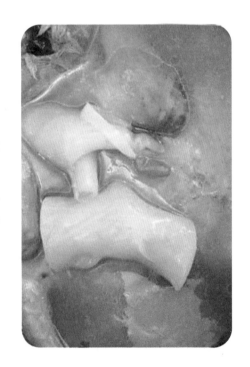

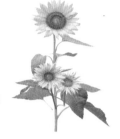

胃下垂

　　胃下垂指的就是胃的位置异常，也就是胃下降至盆腔。胃下垂经常引起一些消化系统症状，例如：腹胀、恶心、呕吐、便秘等。胃下垂患者大多脾胃气虚，无力升举内脏，造成内脏下垂，所以宜吃具有健脾、益气、升提作用的药材和食物。

食疗大全

补胃牛肚汤

　　材料 / 牛肚 1000 克，鲜荷叶半张，白术、黄芪、升麻、神曲各 10 克，生姜 3 片，桂皮 2 片，茴香、胡椒粉、黄酒、盐、醋各适量。

　　做法 / 1.将鲜荷叶垫于锅底，放入洗净的牛肚和药材。加水烧沸后中火炖 30 分钟，取出切小块后复入砂锅，加黄酒、茴香和桂皮，小火煨 2 小时。2.加调料继续煨 2~3 小时，直至肚烂即可。

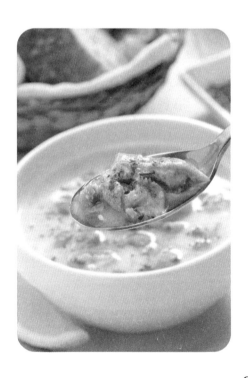

功能效用 / 升阳举陷、健脾补胃。

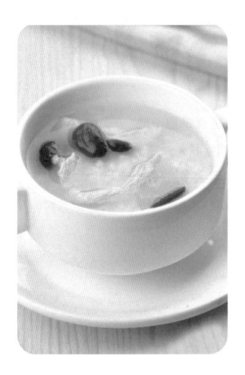

枣参茯苓粥

材料/红枣、白茯苓、人参各适量，大米 100 克，白糖 8 克。

做法/1.大米泡发，洗净；人参洗净，切小片；白茯苓洗净；红枣去核洗净，切开。2.锅置火上，注入清水后，放入大米，用大火煮至米粒开花，放入人参、白茯苓、红枣同煮。3.改用小火煮至粥浓稠闻见香味时，放入白糖调味，即可食用。

功能效用/益脾和胃、益气补虚。

莲子红枣糯米粥

材料/糯米 150 克，红枣 10 枚，莲子 150 克，冰糖 3 大匙。

做法/1.糯米洗净，加水后以大火煮开，再转小火慢煮 20 分钟。2.红枣泡软，莲子冲净，加入煮开的糯米中续煮 20 分钟。3.待莲子熟软，米粒呈花糜状时，加冰糖调味即可。

功能效用/糯米有补中益气、健脾养胃、止虚汗、安神益心、调理消化和吸收的作用。

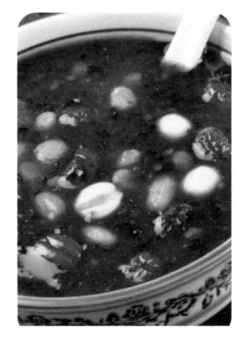

胃癌

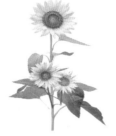

　　胃癌是常见的胃黏膜恶性肿瘤，也是最常见的消化道恶性肿瘤，分为肠型胃癌、胃型胃癌。据统计每年约有 17 万人死于胃癌，几乎是全部恶性肿瘤死亡人数的 1/4，且每年还有 2 万以上新的胃癌病人产生出来，胃癌的确是一种严重威胁人们身体健康的疾病。胃癌可发生于任何年龄，以 40~60 岁多见，男多于女，比例约为 2：1。胃癌可发生于胃的任何部位，但多见于胃窦部，尤其是胃小弯侧。未经治疗者平均寿命约为 13 个月，在我国的发病率居各类肿瘤的首位。

食疗大全

山楂消食汤

　　材料 / 花菜 200 克，土豆 150 克，瘦肉 100 克，山楂、桂枝、白芍各 10 克，盐适量，黑胡椒粉小许。

　　做法 / 1.将药材煎汁备用，花菜掰小朵；土豆切小块；瘦肉切小丁。2.放入锅中，倒入药汁煮至土豆变软，加盐、黑胡椒粉，再次煮沸后关火即可食用。

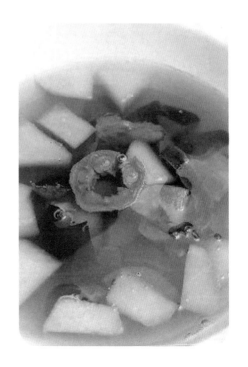

 功能效用 / 此汤具有健胃消食、温胃止痛的功效。

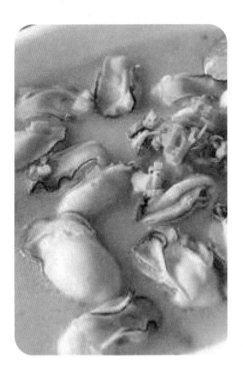

牡蛎猪蹄汤

材料／牡蛎壳10克，猪蹄1只，料酒10克，姜3克，葱6克，盐3克，味精2克，胡椒粉2克。

做法／1.牡蛎壳煅后，研成细粉；猪蹄去毛，洗净，剁成4块；姜切片，葱切段。2.将猪蹄、牡蛎粉、料酒、姜、葱同放炖锅内，加水1800毫升，置大火上烧沸，再用小火炖煮50分钟，加入盐、味精、胡椒粉即成。

功能效用／补气、健脾、固肾。适合脾胃弱、食欲不振者日常食用。

芡实羊肉汤

材料／芡实100克，羊肉100克，味精、盐少许。

做法／1.将芡实、羊肉洗净，切块。2.入锅加水，用小火共煮2~3小时。3.汤飘香后，加味精、盐调味即可。

功能效用／滋养强壮、补中益气、开胃健脾、固肾养精，适用于脾胃虚弱并具有食欲不振、胃脘满闷、大便溏稀等症状者。

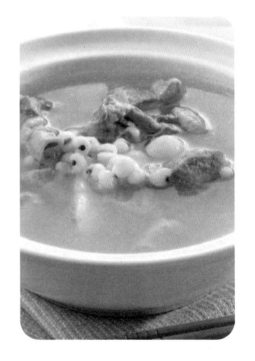

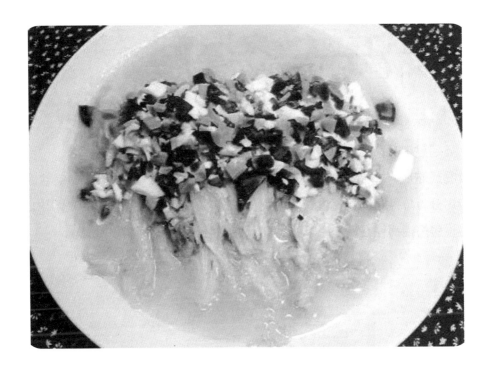

佛手娃娃菜

材料 / 娃娃菜 350 克，佛手 10 克，红甜椒 10 克，盐 3 克，生抽 8 毫升，味精 2 克，香油 10 毫升。

做法 / 1.娃娃菜洗净切细条，入水余熟，捞出沥干水分，装盘；红甜椒洗净，切末；佛手洗净，放进锅里加水煎汁，取汁备用。2.用盐、生抽、味精、香油、佛手汁调成味汁，淋在娃娃菜上即可。

功能效用 / 防癌抗癌、开胃消食。

腹泻

腹泻是一种生活中的常见症状，是指排便次数明显超过平时，粪质稀薄，水分增加，或含未消化的食物或脓血、黏液。腹泻常伴有排便急迫感、失禁、肛门不适等症状。腹泻分为急性腹泻和慢性腹泻两类。急性腹泻发病急剧，病程在2~3周内。慢性腹泻指病程在两个月以上或间歇期在2~4周内的复发性腹泻。

食疗大全

糙米豌豆饭

材料／糙米200克，新鲜豌豆100克，香油15毫升，清水少许。

做法／1.糙米洗净，用温水浸泡2小时；豌豆洗净备用。2.糙米、豌豆加适量水和15毫升的香油后一起入蒸锅。3.蒸30分钟至豌豆、糙米熟烂即可。

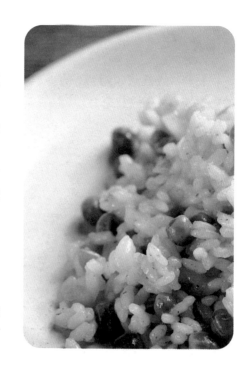

功能效用／此饭可防治痢疾、便秘、脾虚气弱或上吐下泻、脾胃不和等。

海带姜汤

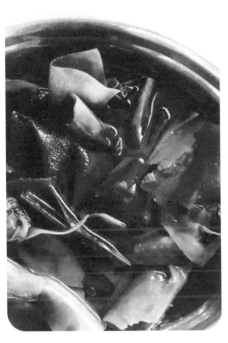

材料/海带(干)1条，老姜5片，盐适量。

做法/1.海带泡发，洗净后切段，老姜切片。2.锅中加水2000毫升，置火上，水开后改小火再煮60分钟，滤渣即可。

功能效用/此汤可清火止痢，对痢疾引起的腹痛腹泻、排脓血便等症状有缓解功效。此汤应温热饮用，勿喝冷汤，剩余海带可留日后使用。

豌豆包

材料/面团500克，罐装豌豆1罐，白糖适量。

做法/1.将豌豆放入榨汁机中榨成泥状，捞出，加入白糖和匀成馅。2.将面团下成大小均匀的面剂，再擀成面皮，取一面皮，内放豌豆馅，将面皮向中间捏拢，将包住馅的面皮揉光滑，封住馅口，即成生胚。3.将生胚放置案板上醒发1小时左右，再上笼蒸熟即可。

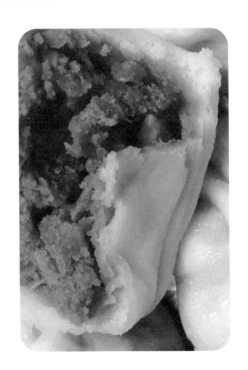

功能效用/此点心以豌豆为主，有助于止泻痢、益中气、利小便等。

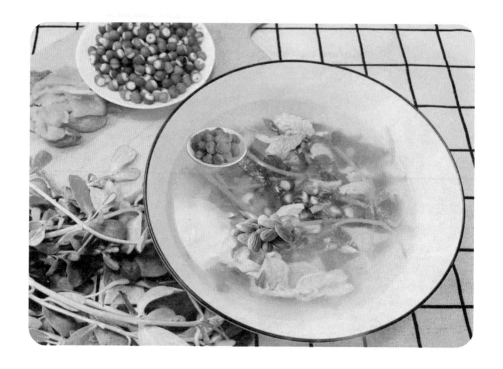

黄花菜马齿苋汤

材料 / 白术 10 克，黄柏、黄连各 8 克，黄花菜、马齿苋各 50 克。

做法 / 1.将黄花菜、马齿苋洗净，备用。2.白术、黄柏、黄连洗净，备用。
3.将所有材料放入锅中，加适量水煮成汤即可。

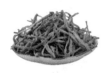

功能效用 / 本品能清热解毒、祛湿止痢，对湿热型痢疾，症状见腹痛、泻下脓便，腥臭、里急后重、黏腻不爽、肛门灼痛等有食疗作用。

急性肠胃炎

急性胃肠炎指由细菌及病毒感染所引起的人体疾病，是常见病、多发病。其表现为腹痛、恶心、呕吐、腹泻、发热等，严重可致脱水、电解质紊乱、休克等。本病多发于夏、秋季节。

食疗大全

蘑菇蛋卷

材料 / 鸡蛋 3 个，蘑菇 20 克，胡萝卜 1 根，牛奶 25 克，盐少许。

做法 / 1.鸡蛋打散，放入牛奶和盐调匀，蘑菇洗净后切成薄片，胡萝卜切丁。2.锅置大火上，下油烧热，再放入鸡蛋液，制成饼，折成卷，煎至呈深黄色时出锅装盘。3.将蘑菇、胡萝卜包入蛋卷内，移至蒸锅蒸熟即可。

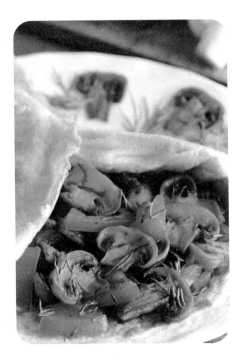

功能效用 / 此点心具有润肺益气、清痰祛火之功效。

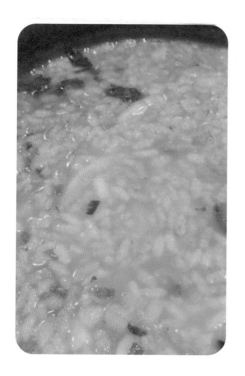

黄连白头翁粥

材料／川黄连 10 克，白头翁 50 克，粳米 30 克。

做法／1.将川黄连、白头翁洗净，入砂锅，加水 600 毫升，大火煎煮 10 分钟，去渣取汁。2.另起锅，加清水 400 毫升，入淘洗过的粳米煮至米开花。3.加入药汁，煮成粥，待食。每日 3 次，温热服食。

功能效用／清热燥湿、泻火解毒。

苹果番荔枝汁

材料／苹果 1 个，番荔枝 2 个，圣女果 2 个，蜂蜜 20 毫升。

做法／1.将苹果洗净，去皮，去核，切成块备用。2.番荔枝去壳，去籽。3.圣女果洗净，对切。4.将苹果、番荔枝、圣女果放入搅拌机中，再加入蜂蜜，搅拌 30 秒即可。

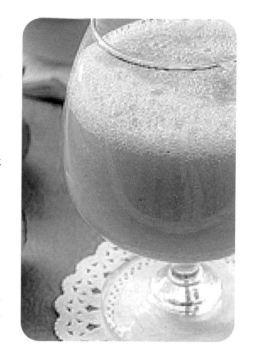

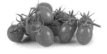

功能效用／此品具有涩肠止泻、健胃生津的功效。

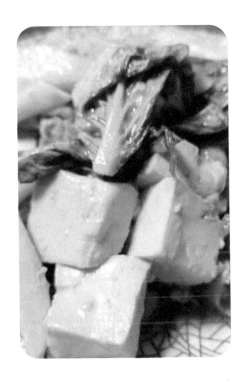

菜心扒豆腐

材料 / 小白菜 100 克，豆腐 50 克，盐 5 克，香油 5 克调味。

做法 / 1.小白菜洗净、切段，豆腐切成小块。2.锅中注适量水烧开，放入小白菜、豆腐煮开。3.调入盐，淋入香油即可出锅。

功能效用 / 此汤口味清淡，适合急性胃肠炎引起的腹泻、恶心、腹痛和呕吐等症状，可清洁肠胃、润肠通便、清热润燥。

山药鲑鱼

材料 / 鲑鱼 80 克，山药 20 克，胡萝卜 10 克，海带 10 克，芹菜末 15 克。

做法 / 1.鲑鱼洗净，切块；山药、胡萝卜削皮，洗净，切丁；海带洗净，切小片。2.山药、胡萝卜、海带放入锅中，加 3 碗水煮成 1 碗。3.加入鲑鱼煮熟，撒上芹菜末即可。

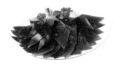

功能效用 / 本品既健脾胃，又能美容养颜，还可减肥瘦身，对产后体虚、肥胖等均有改善作用。

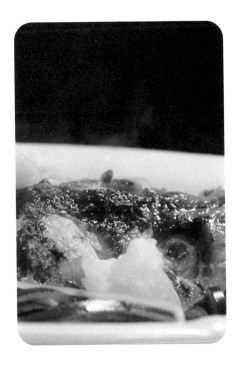

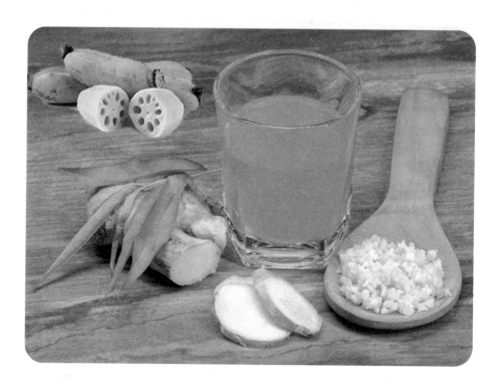

藕姜蜜饮

材料 / 鲜藕 500 克，鲜姜 50 克，蜂蜜适量，清水 400 毫升。

做法 / 1.将藕去皮和藕节切成小块；姜去皮、洗净、切碎。2.将藕块和姜一同放入榨汁机中，榨取汁液。3.将藕、姜汁同放入锅中煮沸即可，待温凉时加入蜂蜜即可饮用。

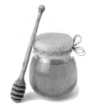

功能效用 / 本品能清热解毒，对痢疾、急性肠炎等均有食疗作用。

慢性肠炎

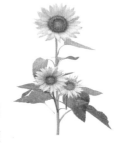

慢性肠炎泛指肠道的慢性炎症性疾病，其病因可分为细菌、病毒、原虫等微生物感染，也可为变态反应等原因所致。一般情况下，慢性肠炎病程可能会在两个月以上，临床上常见的有慢性细菌性痢疾、慢性阿米巴痢疾、非特异性溃疡性结肠炎和局限性肠炎、血吸虫病等。中医学认为，其发病原因可为脾胃虚弱、肾阳虚衰、肝气乘脾、瘀阻肠络等。

食疗大全

金针生地鲜藕汤

材料／金针菇150克，生地10克，鲜莲藕200克，盐1小匙。

做法／1.金针菇用清水洗净，泡发后捞起沥干；生地洗净备用。2.莲藕削皮，洗净，切块，放入锅中，加4碗水，再放入生地，以大火煮开，转小火续煮20分钟。3.加入金针菇，续煮3分钟，起锅前加盐调味即可。

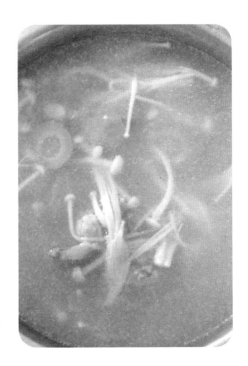

功能效用／此汤可疏肝解郁、健脾和胃、滋阴益胃、凉血止血。

双花饮

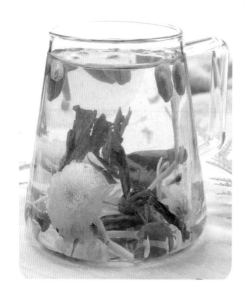

材料／金银花30克，白菊花20克，冰糖适量。

做法／1.将金银花、白菊花洗净。2.将以上材料放入净锅内，加水600毫升，水开再煎煮3分钟即可关火。3.最后调入冰糖，搅拌溶化即可饮用。可分2次服用。

功能效用／此饮具有解暑散热、润肠排毒的功效。

蒜肚汤

材料／芡实、山药各15克，猪肚500克，大蒜、生姜、盐各适量。

做法／1.将猪肚洗净，去脂膜，切块；大蒜洗净，生姜洗净切片。2.芡实洗净，备用；山药去皮，洗净切片。3.将所有材料放入锅内，加水煮2小时，至大蒜被煮烂、猪肚熟，调入盐即可。

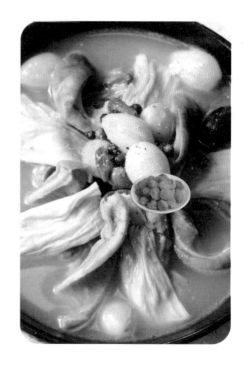

功能效用／此汤具有健脾益胃、清肠排毒的功效。

便秘

便秘，从现代医学角度来看，并不是一种具体的疾病，而是多种疾病的一个症状。便秘主要是指排便次数减少、粪便干结、粪便量减少、排便费力等。便秘在程度上有轻有重，在时间上可能是暂时的，也可能是长久的。中医认为，便秘主要由燥热内结、气机郁滞、津液不足和脾肾虚寒引起。

······ **食疗大全** ······

米粉蒸茼蒿

材料／茼蒿300克，米粉20克，盐3克，食用油适量。

做法／1.茼蒿洗净，切成2厘米长的段。2.将茼蒿盛入钵内，加入米粉、盐一起拌匀。3.蒸笼底部垫上纱布，放入茼蒿蒸5分钟，取出，淋上明油即可。

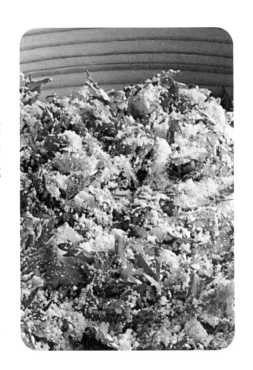

功能效用／此菜清香、色泽翠绿，营养美味，可促进食欲，帮助排便，缓解便秘。

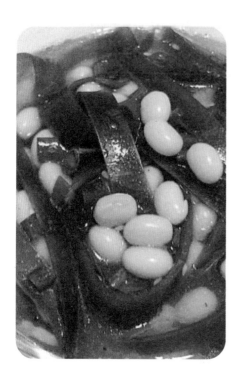

海带黄豆汤

材料／水发海带 150 克，黄豆 50 克，葱 15 克，盐 5 克，味精 2 克。

做法／1. 将海带洗净切成丝；黄豆用温水泡 8 小时捞出，葱择洗干净切花。2. 锅中注入适量水烧沸，下入黄豆煮至熟烂，调入盐。3. 加入海带丝煮入味，撒上葱花，调入味精即可。

功能效用／此汤利水泻热，能很好地缓解便秘，适合经常便秘的人。它所含的蛋白质能给肠道以动力，有利于粪便排出。

菠菜西红柿汤

材料／菠菜 150 克，西红柿 150 克，盐适量。

做法／1. 西红柿洗净，在表面轻划数刀，入滚水烫至外皮翻开，捞起撕去外皮后切丁；菠菜去根后洗净。2. 锅中加水煮开，加入西红柿煮沸，续放入菠菜。

功能效用／此汤含有大量的植物粗纤维，能促进肠道蠕动，利于排便。还可健胃消食、生津止渴，有效缓解便秘。

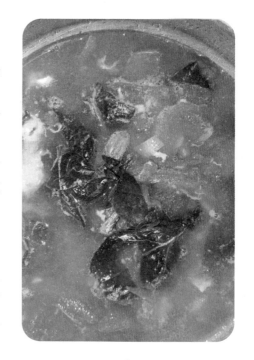

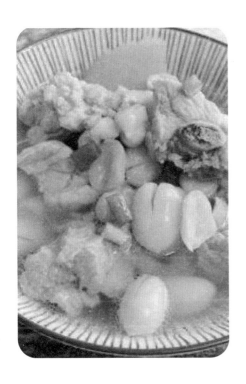

春砂仁花生猪骨汤

材料／春砂仁8克，猪骨250克，花生30克，盐适量

做法／1.花生、春砂仁均洗净，入水稍泡；猪骨洗净，斩块。2.锅中注水烧沸，下猪骨，滚尽猪骨上的血水，捞起洗净备用。3.将猪骨、花生、春砂仁放入瓦煲内，注入清水，以大火烧沸，改小火煲2小时，加盐调味即可。

功能效用／此汤具有健脾益胃、益气养血的功效。

大肠枸杞子核桃汤

材料／核桃仁35克，枸杞子10克，猪大肠175克，盐6克，葱末、姜末各2克。

做法／1.猪大肠洗净切块余水。2.核桃仁、枸杞子用温水洗干净备用。3.净锅上火倒入油，将葱、姜爆香，下入猪大肠煸炒，倒入水，调入盐烧沸，下入核桃仁、枸杞子，小火煲至熟即可。

功能效用／补脾固肾，润肠通便。适用于脾肾气虚所致的习惯性便秘者。

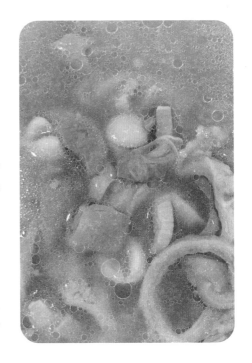

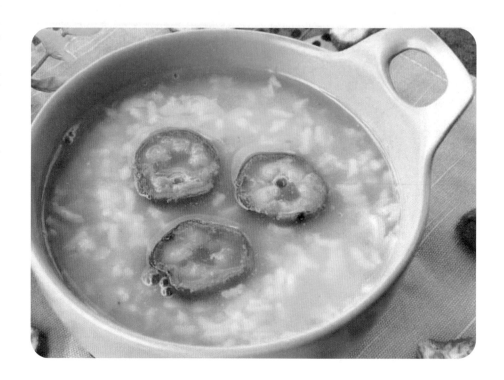

山楂苹果大米粥

材料／山楂干20克，苹果50克，大米100克，冰糖5克，葱花少许。

做法／1.大米淘洗干净，用清水浸泡；苹果洗净切小块；山楂干用温水稍泡后洗净。2.锅置火上，放入大米，加适量清水煮至八成熟。3.再放入苹果、山楂干煮至米烂，放入冰糖熬融后调匀，撒上葱花便可。

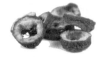

功能效用／此粥有补心润肺、益气和胃、消食化积、润肠通便的功效。

黑芝麻核桃汤

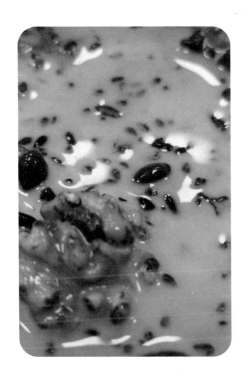

材料／核桃仁 50 克，蜂蜜 50 克，黑芝麻 100 克，清水 1000 毫升。

做法／1.将黑芝麻、核桃仁洗净，沥干水分。2.锅置火上，注入清水，加入核桃仁、黑芝麻，大火烧开后改小火煮 30 分钟即可。3.待汤温凉时，加入蜂蜜调匀即可食用。

功能效用／具有润肠通便、下气散结的功效。可治疗肠蠕动功能较弱所致的便秘、头发早白等症。

芹菜玉米粥

材料／大米 100 克，芹菜、玉米各 30 克，盐 2 克，味精 1 克。

做法／1.芹菜洗净；玉米洗净；大米泡发洗净。2.锅置火上，注水后，放入大米用大火煮至米粒绽开。3.放入芹菜、玉米，改用小火焖煮至粥成，调入盐、味精入味即可食用。

功能效用／玉米有降血压、血脂和胆固醇的功效。此粥能治疗大便秘结等症。

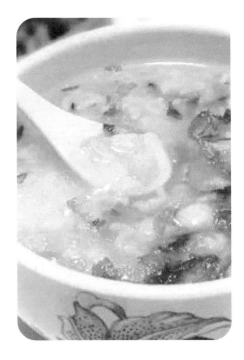

痔疮

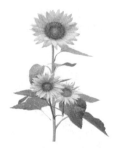

医学上所指的痔疮包括内痔、外痔、混合痔三类，是一种肛门或直肠底部及肛门黏膜的静脉丛发生曲张而形成一个或多个柔软静脉团的慢性疾病。治疗痔疮的中药大多具清热解毒、凉血止痛、疏风润燥的功效，但须根据症状做选择。大便干燥、出血者需润肠通便、活血止血；出血较多者需配合止血药物，如三七粉、云南白药等。口苦、大便秘结者可适当地清热泻火。

食疗大全

益母草黑豆鸡蛋汤

材料 / 益母草 30 克，黑豆 50 克，鸡蛋 3 个，蜜枣 3 颗，冷水 1200 毫升。

做法 / 1.益母草、黑豆洗净，浸泡；蜜枣、鸡蛋洗净。2.将冷水 1200 毫升与以上原料一同放入瓦煲内，待鸡蛋煮熟后，取出去壳，再放回煲内，小火煲 1 小时即可。

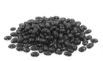

功能效用 / 活血行瘀，润泽肌肤，治青春痘。

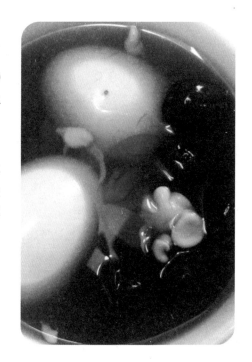

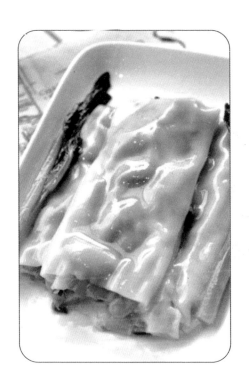

罗汉斋肠粉

材料／生粉20克，鹰粟粉20克，米粉10克，笋粒10克，木耳10克，胡萝卜丝10克，生抽2毫升，鸡精、糖、味精各2克。

做法／1.先将鹰粟粉、生粉、米粉加水，搅拌成浆。2.倒入蒸锅中，加入调好的笋粒、木耳、胡萝卜丝。3.蒸熟出锅即可。

功能效用／此点心清淡可口，适合痔疮患者的饮食要求，也可促进肠胃蠕动、预防便秘。

香蕉粥

材料／香蕉250克，大米50克，白糖适量，清水1800毫升。

做法／1.香蕉去皮；大米洗净。2.将香蕉、大米一同放入锅中，加适量水，煮成粥即可。

功能效用／此粥可清热解毒、促进肠胃蠕动、润肠通便。香蕉可用于调理痔疮便血、肠燥便秘、胃阴不足、咽干口渴、大便干结等。痔疮出血者、因燥热而致胎动不安者都可生吃香蕉。

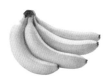

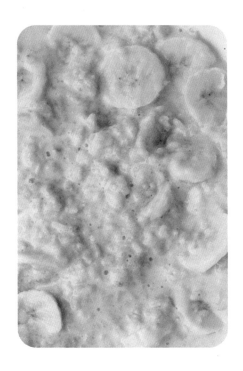

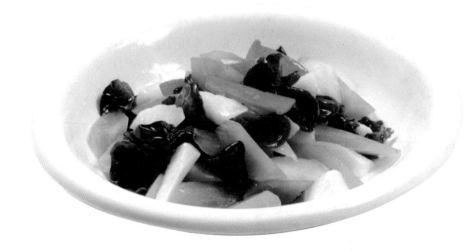

莴笋炒木耳

材料／新鲜莴笋200克，水发木耳80克，盐2克，味精1克，生抽8克。

做法／1.莴笋去皮，洗净切片；木耳洗净，与莴笋同焯水后，晾干。2.油锅烧热，放入莴笋、木耳翻炒，加入盐、生抽炒入味后，加入味精调味，起锅放于盘中即可。

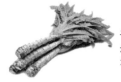

功能效用／这道菜有清热功效，可开通疏利、消积下气、宽肠通便。

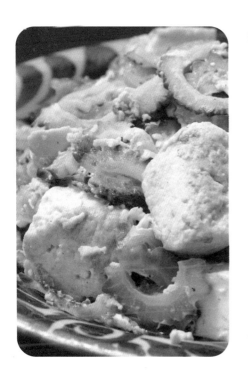

苦瓜豆腐

材料／豆腐300克，苦瓜50克，豆芽50克，精炼油10毫升，盐3克，淀粉适量。

做法／1.苦瓜洗净切片，用沸水烫后沥干水分。2.锅中放油，将豆腐煎至两面金黄后放入味精、盐。3.加入苦瓜、豆芽煸炒数分钟后再放入适量淀粉水起锅。

功能效用／这道菜有清热、润肠、解毒的作用，可预防痔疮、肛瘘等疾病复发。

笋菇菜心

材料／冬笋500克，水发香菇50克，青菜12颗，盐3克，味精1克，湿淀粉15克。

做法／1.冬笋洗净切片；香菇洗净切片；青菜洗净。2.青菜放入沸水中稍焯。3.锅置大火上，放油烧热，加菇片稍炒后放入青菜心，加盐、味精略烧片刻，用淀粉勾芡即可。

功能效用／此汤味道清新、和中润肠、利尿通便，有清热益气、补肾益精、降低血压、降血脂之功效。

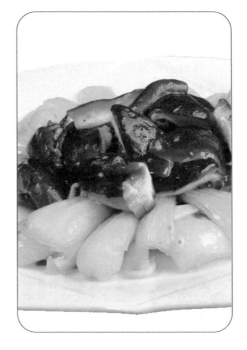

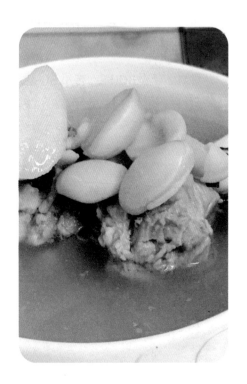

淮山土茯苓煲瘦肉

材料 / 淮山 30 克，土茯苓 20 克，猪瘦肉 450 克，盐 5 克。

做法 / 1.将淮山、土茯苓洗净，沥干水。2.先将猪瘦肉汆烫去血水，再切成小块备用。3.锅内加入 2000 毫升清水，放入淮山、土茯苓、猪瘦肉，待大火煮开后改用小火煲 3 小时，煲出药材的药性，即可加盐调味起锅。

功能效用 / 本品能清热解毒、除湿通络。对痔疮有食疗效果。

鱼腥草茶

材料 / 鱼腥草（干）50 克，红枣 5 颗，水适量。

做法 / 1.先将鱼腥草洗净；红枣洗净，切开去核。2.将鱼腥草、红枣放入锅中，加水 3000 毫升，煮沸后转小火再煮 20 分钟。3.最后滤渣即可。

功能效用 / 本品能清热解毒、排脓消肿，对痔疮日久化脓、肛周脓肿、肺热痰稠等症有食疗作用。

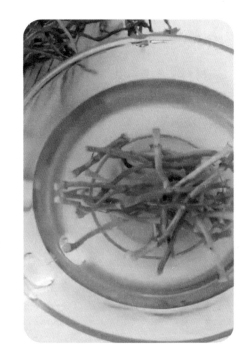

直肠癌

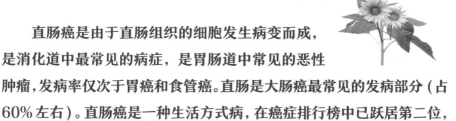

　　直肠癌是由于直肠组织的细胞发生病变而成，是消化道中最常见的病症，是胃肠道中常见的恶性肿瘤，发病率仅次于胃癌和食管癌。直肠是大肠癌最常见的发病部分（占60%左右）。直肠癌是一种生活方式病，在癌症排行榜中已跃居第二位，饮食不当、生活方式不良，是引发直肠癌的罪魁祸首。

食疗大全

银花茅根猪蹄汤

　　材料／猪蹄 1 只，黄瓜 35 克，灵芝 8 克，金银花、白茅根各 10 克，盐 6 克。

　　做法／1. 将猪蹄洗净，切块，氽水；黄瓜洗净，切滚刀块，灵芝洗净，备用；金银花、白茅根洗净，装入纱布袋中。2. 汤锅上火倒入水，下入猪蹄、药袋，调入盐、灵芝烧开，煲至快熟时，下入黄瓜即可。

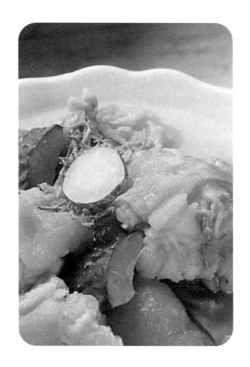

　　功能效用／清热解毒、消炎抗癌。

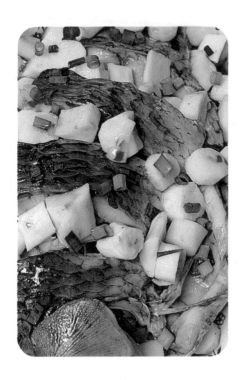

山药大蒜蒸鲫鱼

材料／**鲫鱼350克，山药100克，大蒜、葱、姜、盐、味精、黄酒、枸杞子各适量。**

做法／1.鲫鱼收拾干净，用黄酒、盐腌15分钟；大蒜、葱洗净，切碎；枸杞子洗净，姜洗净，切小片。2.山药去皮洗净切片，铺于碗底，放入鲫鱼，再撒上枸杞子。3.加调味料上笼蒸30分钟即可。

功能效用／此品具有益气健脾、消炎抗癌的功效。

大白菜面筋泡

材料／**大白菜70克，干香菇2克，面筋泡8克，酱油、盐各适量。**

做法／1.大白菜洗净切好；干香菇、面筋泡略冲洗后加水泡软，熘软干香菇片与面筋泡备用。2.起油锅放入干香菇、面筋泡爆香后，再加入大白菜与调味料炒至菜熟软即可。

功能效用／此菜含有丰富的维生素C，具有很强的抗氧化性，能够阻止致癌物质的生成和抑制癌细胞的生长。

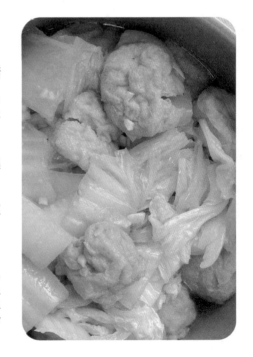

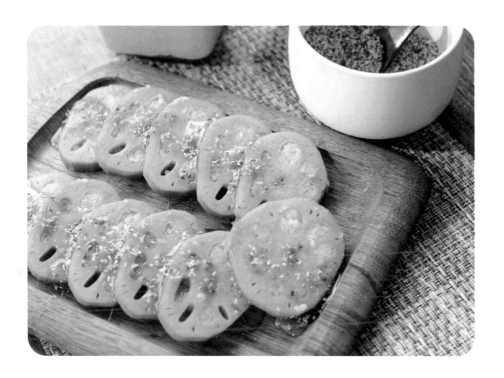

藕断丝连

材料 / 莲藕 250 克，糯米 20 克，桂花糖汁 15 克，白糖 10 克，香油 5 克。

做法 / 1.莲藕洗净去皮，从中间切开，糯米洗净。2.将糯米酿入莲藕中，封好口，放入水中泡 10 小时。3.入高压锅中炖 25 分钟，取出冷却后，切成薄片，装盘浇入调味汁即可。

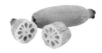

功能效用 / 此粥可清热解毒、促进肠胃蠕动、润肠通便。

慢性病毒性肝炎

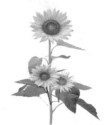

　　慢性病毒性肝炎是慢性肝炎里最常见的一种，其主要由乙型肝炎病毒、丙型肝炎病毒和丁型肝炎病毒感染所致。导致慢性肝炎的原因主要是：营养不良、治疗不当、同时患有其他传染病、服用对肝有损害的药物、饮酒等。慢性病毒性肝炎患者抽血化验，便可发现有肝炎病毒及肝功能异常。慢性病毒性肝炎如果不及时治疗，极有可能会发展为肝硬化甚至肝癌。

　　根据炎症、坏死、纤维化程度等，我们将慢性病毒性肝炎分为轻、中、重三型。

食疗大全

何首乌茶

　　材料 / 何首乌15克，泽泻、丹参各10克，绿茶各适量。

　　做法 / 1.何首乌、泽泻、丹参均洗净备用。把何首乌、泽泻、丹参、绿茶放入锅里，加水共煎15分钟。2.滤去渣后即可饮用。

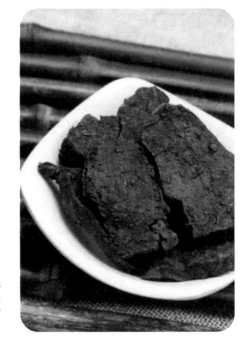

功能效用 / 此茶有补肝、益肾、补血、活血、乌发、明目、利水、渗湿的功效，可用于肝炎患病日久体虚者。

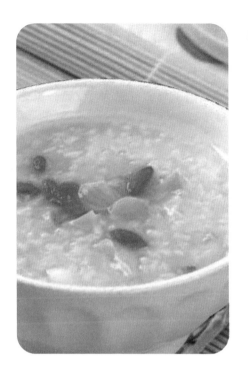

板栗枸杞粥

材料/大米60克，板栗100克，枸杞子25克，冰糖10克。

做法/1.大米洗净备用。2.锅中加入清水、板栗、枸杞子、大米，一起煮粥。3.粥将熟时加入冰糖即可。

功能效用/板栗有预防癌症，降低胆固醇，防止血栓、病毒、细菌侵袭，健脾补肝等作用。经常食用此粥，可治疗肝炎等症。

红枣玉米萝卜粥

材料/红枣、玉米、胡萝卜、桂圆肉各适量，大米90克，白糖适量。

做法/1.红枣、玉米、大米分别洗净备用，胡萝卜洗净切块。2.锅中注入适量清水，放入大米、红枣、玉米，下锅煮。3.小火熬至粥呈浓稠状时，调入白糖入味即可。

功能效用/此粥具有益气补血、健脾和胃、保护肝脏、滋补身体的功效。经常食用此粥，可治疗肝炎等症。

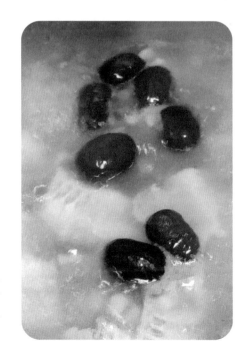

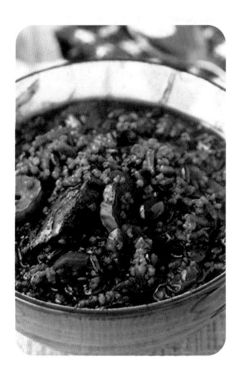

红枣首乌芝麻粥

材料 / 大米 100 克，红枣 20 克，何首乌、红糖各 10 克，黑芝麻少量。

做法 / 1.大米洗净；锅中加水、大米同煮。2.何首乌洗净煎煮取汁。3.粥沸后加入红枣、黑芝麻、何首乌汁。粥将熟时调入红糖即可。

功能效用 / 何首乌可治瘰疬疮痛、风疹瘙痒、肠燥便秘、高血脂等症。其合熬为粥，可疏肝理气、保护肝脏。

枸杞南瓜大米粥

材料 / 大米 50 克，南瓜 60 克，枸杞子 30 克，冰糖适量。

做法 / 1.大米洗净备用。2.锅中加入清水、大米，水煮沸后加入南瓜、枸杞子。3.粥将熟时调入冰糖，稍煮即可。

功能效用 / 此粥富含维生素 A、B 族维生素、维生素 C，对肝肾阴虚、血虚、慢性肝炎等有一定食疗作用。

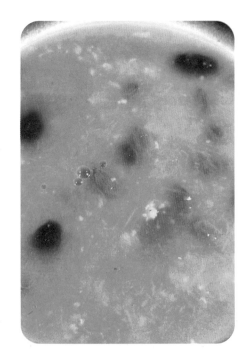

第五章 内分泌科

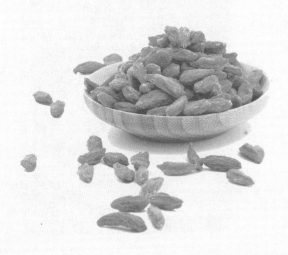
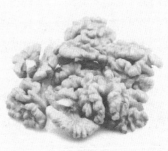

糖尿病

糖尿病主要是由遗传因素、免疫功能紊乱、微生物感染及其毒素、自由基毒素、精神因素等致病因子作用于机体，从而导致胰岛功能减退、胰岛素抵抗等而引发的糖、蛋白质、脂肪、水和电解质等一系列代谢紊乱综合征。

糖尿病分为1型糖尿病、2型糖尿病及其他特殊类型的糖尿病。1型糖尿病是一种自体免疫疾病；2型糖尿病是成人发病型糖尿病，多在35~40岁之后发病，占糖尿病患者人数90%以上。患者体内产生胰岛素的能力并非完全丧失，而是一种相对缺乏的状态。

食疗大全

三丝萝卜羹

材料／胡萝卜、白萝卜、青萝卜各50克，木耳10克，鸡蛋1个，水淀粉8克，味精2克，盐3克。

做法／1.三种萝卜去皮洗净切丝；木耳泡发洗净切碎；鸡蛋打入碗内搅匀，备用。2.净锅上火，放入清水，大火烧沸，下切好的三种萝卜丝和木耳。3.大火炖至萝卜丝熟，调入盐、味精、水淀粉勾芡后，淋入鸡蛋液拌匀即可。

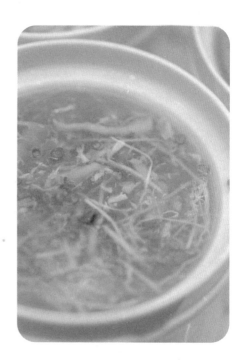

功能效用／此羹含有丰富的维生素A，且清淡适口，适合糖尿病人食用。

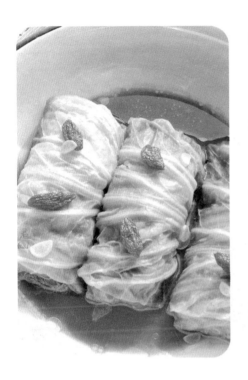

枸杞大白菜

材料／大白菜500克，枸杞20克，盐5克，味精3克，素上汤适量，水淀粉15克。

做法／1. 将大白菜洗净切开；枸杞入清水中浸泡后洗净。2. 锅中倒入素上汤煮开，放入大白菜煮至软，捞出放入盘中。3. 汤中放入枸杞，加盐、味精调味，用水淀粉勾芡，淋入油，浇在大白菜上即成。

功能效用／大白菜能延缓机体对葡萄糖的吸收，能够平稳血糖。

梅芪玉米须茶

材料／乌梅15克，黄芪15克，玉米须10克，砂糖适量。

做法／1. 玉米须、黄芪洗净。2. 将乌梅、黄芪、玉米须盛入锅中。3. 加4碗水以大火煮开，转小火慢煮，煮约20分钟，待茶汁呈黄褐色，加入砂糖捡去玉米须即成。

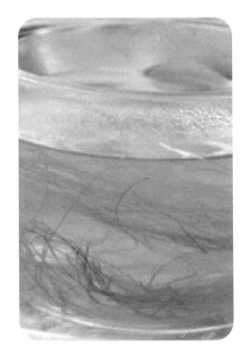

功能效用／此茶能生津止渴、利水消肿，调整食欲，调理糖尿病患者多饮、多食、多尿之现象，并能防治肝炎、高血压病等。

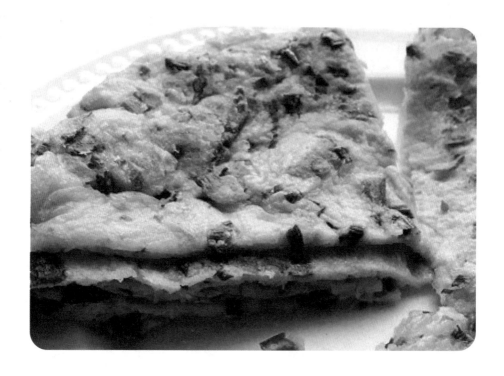

韭菜煎饼

材料 / 面粉 500 克，韭菜 100 克，鸡蛋 2 个，盐 5 克。

做法 / 1. 将韭菜洗净，切成碎末。2. 面粉内打入鸡蛋，加入盐，加适量清水和成稀面糊状，再将韭菜放入面糊中拌匀。3. 煎锅上火，将面糊倒入，以中火煎至两面金黄，取出切片即可。

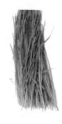

功能效用 / 韭菜含有较多的膳食纤维，能够改善糖尿病症状。韭菜含有的挥发性精油及含硫化合物，具有降低血糖的功效。

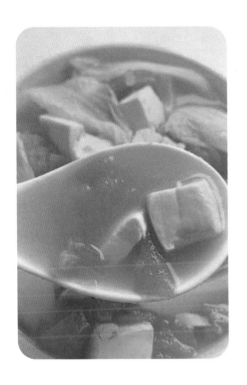

豆腐鲜汤

材料/ 豆腐2块，草菇150克，西红柿1个，香油8克，盐4克，味精3克，生抽5克，胡椒粉3克，葱花5克，姜3片。

做法/ 1.将豆腐切厚片；西红柿洗净切片；草菇洗净。2.锅中水沸后，放入豆腐、草菇、姜，调入盐、香油、胡椒粉、生抽、味精，煮熟。3.再下入西红柿片煮约2分钟，撒上葱花即可。

功能效用/ 常吃豆腐可预防动脉血管粥样硬化，减少由糖尿病引起的心血管并发症。

荞麦蒸饺

材料/ 荞麦面400克，西葫芦250克，鸡蛋2个，素肉80克，盐5克，味精3克，姜末5克，葱末6克。

做法/ 1.荞麦面做成面皮。2.素肉剁碎；鸡蛋打散，炒熟；西葫芦洗净切丝，挤去水分；全部材料与盐、味精、姜、葱和成馅。3.取面皮包入馅做成饺子，入锅蒸8分钟即可。

功能效用/ 荞麦中含有荞麦糖醇，能调节胰岛素活性，具有降糖作用。

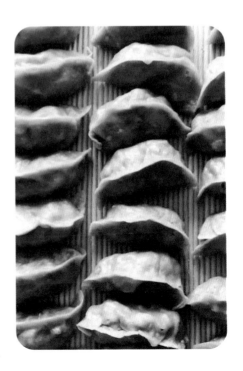

痛风

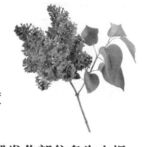

痛风主要原因是由于尿酸在人体血液中的浓度过高，在软组织如关节膜或肌腱里形成针状结晶，导致身体的免疫系统过度反应而造成的炎症。一般发作部位多为大拇指关节、踝关节、膝关节等。长期痛风患者中有发作于手指关节，甚至耳郭含软组织部分的病例。急性痛风发作部位会出现红、肿、热及剧烈疼痛。

食疗大全

五加皮炒牛肉

材料 / 五加皮、杜仲各 10 克，牛肉 250 克，胡萝卜片 50 克，糖、米酒、葱花、淀粉、酱油、姜末各适量。

做法 / 1.五加皮、杜仲均洗净，煎取药汁。2.牛肉洗净切片，拌入姜末、米酒、酱油、水淀粉腌渍 20 分钟。3.葱花爆香，加入牛肉拌炒，快熟时倒入药汁、胡萝卜片炒熟即成。

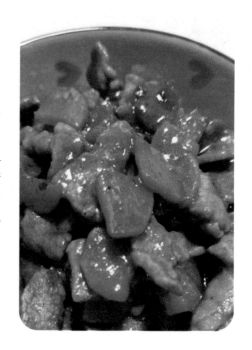

 功能效用 / 祛风湿、壮筋骨、活血去瘀。

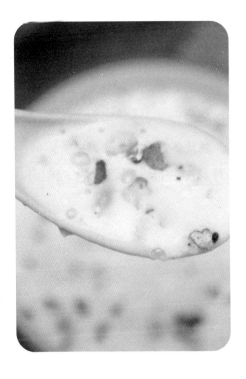

牛奶炖花生

材料 / 枸杞子 20 克，银耳 50 克，花生 100 克，牛奶 1000 克，冰糖、红枣各适量。

做法 / 1. 银耳、花生、红枣、枸杞子洗净。2. 银耳切成小片，用水泡发半小时；枸杞子泡发备用。3. 砂锅上火，加适量水，加入银耳、红枣、花生，煮至花生八成熟时，倒入牛奶，加枸杞子、冰糖同煮至花生熟烂即可。

功能效用 / 此品可滋阴养血、排泄尿酸。

苹果雪梨煲牛腱

材料 / 甜杏、苦杏、红枣各 25 克，苹果、雪梨各 1 个，牛腱 600 克，姜 3 片，盐 1 小匙。

做法 / 1. 苹果、雪梨洗净，切块；牛腱洗净，切块，汆烫后捞起备用。2. 甜杏、苦杏、红枣和姜洗净，红枣去核备用。3. 将上述材料加水，以大火煮沸后，再以小火煮 1.5 小时，最后加盐调味即可。

功能效用 / 此品可清热解毒、利尿通淋。

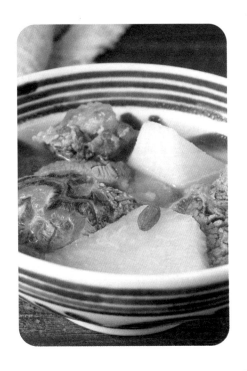

急性肾炎

急性肾炎是原发性急性肾小球肾炎的简称，以突发血尿、蛋白尿、水肿、高血压和少尿及氮质血症为主要表现的一种疾病，又称急性肾炎综合征。病因多种多样，以链球菌感染后发病最常见。

食疗大全

车前子田螺汤

材料／车前子50克，红枣10颗，田螺1000克，盐适量。

做法／1.将漂去污泥的田螺洗净，钳去尾部。2.车前子洗净，用纱布包好；红枣洗净。3.将车前子、红枣、田螺放入开水锅内，大火煮沸，改小火煲2小时即可。

功能效用／利水通淋、清热祛湿。用于膀胱湿热、小便短赤、涩痛不畅甚至点滴不出等症。

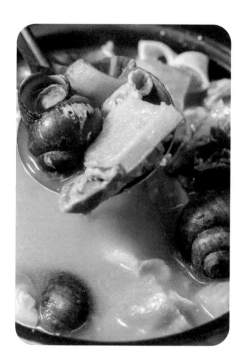

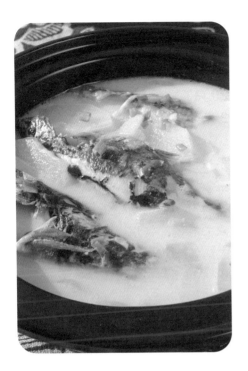

薏苡仁瓜皮鲫鱼汤

材料 / 冬瓜皮 60 克，薏苡仁 30 克，鲫鱼 250 克，生姜 3 片，盐少许。

做法 / 1.将鲫鱼剖洗干净，去内脏，去鳃；冬瓜皮、薏苡仁分别洗净。2.将冬瓜皮、薏苡仁、鲫鱼、生姜片放进汤锅内，加适量清水，盖上锅盖。3.用中火烧开，转小火再煲 1 小时，加盐调味即可。

功能效用 / 利尿通淋、清热解毒。用于急性肾炎、小便涩痛、尿血等症。

红豆薏苡仁汤

材料 / 红豆、薏苡仁各 100 克，清水 500 毫升，白砂糖适量。

做法 / 1.红豆、薏苡仁分别清洗干净，浸泡半天，沥干水分，备用。2.锅内加水 500 毫升，用小火煮烂，加入白砂糖调味即可食用。

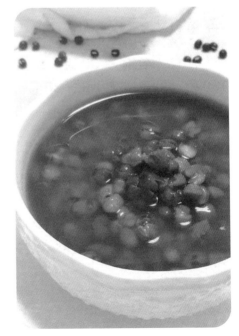

功能效用 / 此品具有利水消肿、清热解毒的功效。

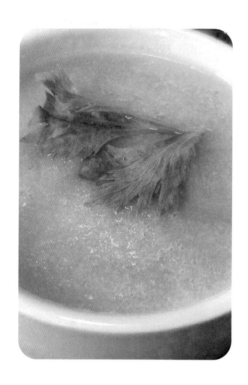

芹菜甘草汤

材料 / 芹菜 100 克，白茅根 20 克，甘草 15 克，鸡蛋 1 个，盐 2 克。

做法 / 1.芹菜洗净，切段；白茅根洗净。2.将芹菜、甘草、白茅根放入锅内，加水 500 毫升，大火煮沸，煎煮至 200 毫升时即可关火，滤去渣留汁备用。3.继续烧开，磕入鸡蛋，加盐搅匀，趁热服用。

功能效用 / 此汤对尿道炎、急性肾炎均有很好的食疗效果。

车前草猪肚汤

材料 / 车前草 30 克，猪肚 130 克，薏苡仁、赤小豆各 20 克，蜜枣 1 枚，盐适量。

做法 / 1.车前草、薏苡仁、赤小豆洗净；猪肚翻转，用盐、淀粉反复搓擦，用清水冲净。2.锅中注水烧沸，加入猪肚汆至收缩，捞出切片。3.将砂煲内注入清水，煮滚后加入所有食材，以小火煲 2.5 小时，加盐调味即可。

功能效用 / 车前草、赤小豆、薏苡仁均具有清热解毒、利尿通淋、消炎杀菌的作用。

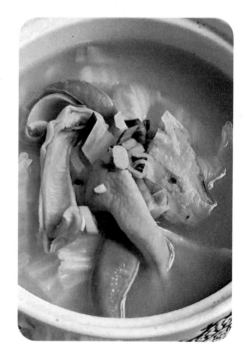

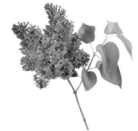

肾结石

　　肾结石通常是指发生于肾盏、肾盂以及输尿管连接部位的结石病，男性多发。在泌尿系统的各个器官中，肾脏通常是结石形成的部位。肾结石是泌尿系统的常见疾病之一，其发病率较高。

　　肾结石的发病原因主要有：草酸钙过高，如摄入过多的菠菜、茶叶、咖啡等；嘌呤代谢失常，如摄入过多的动物内脏、海产食品等；脂肪摄取太多，如嗜食肥肉；糖分增高；蛋白质过量等。

食疗大全

水果拌饭

　　材料／草莓1粒，猕猴桃1片，香蕉1片，杧果1片，白粥3/4碗。

　　做法／1.草莓洗净后去蒂，切成细丁，其他水果也切成丁，备用。2.将水果丁、白粥一起拌匀即可。

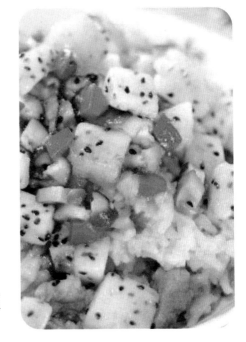

功能效用／草莓能清暑、解热、生津止渴、消炎、止痛、补血、通经、利尿、助消化。猕猴桃有清热生津、止渴利尿的功效。

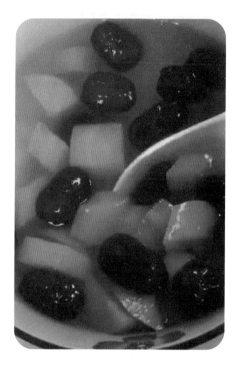

胡萝卜红枣汤

材料 / 胡萝卜200克，红枣10个，冰糖少许。

做法 / 1.将胡萝卜洗净，切块；红枣洗净，用温水浸泡。2.锅中加1500毫升清水，放入胡萝卜和红枣，用小火煮40分钟。3.加冰糖调味即可。

功能效用 / 胡萝卜富含糖类、脂肪、挥发油、维生素A、维生素B、维生素B$_2$、花青素、胡萝卜素、钙、铁等营养成分，被称为"小人参"，对改善便秘很有帮助。

白菜滑子菇

材料 / 滑子菇100克，大白菜500克，色拉油10毫升，盐2克，醋1毫升，酱油2毫升，花椒水3毫升，葱丝、姜丝适量，水淀粉3克。

做法 / 1.将大白菜洗净，切斜片。2.滑子菇洗净去蒂，切片。3.锅内放色拉油烧热，下葱丝、姜丝炒，倒入滑子菇翻炒，放入大白菜、酱油、花椒水、盐，菜熟时加味精，勾芡即成。

功能效用 / 大白菜可用于治疗食少纳呆、腹胀便秘、小便不利等疾病。

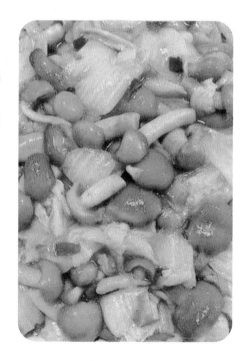

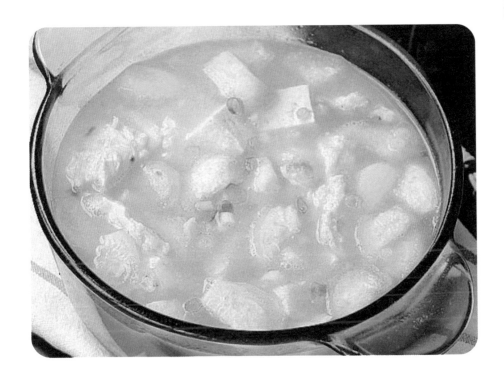

丝瓜豆腐汤

材料 / 鲜丝瓜150克，嫩豆腐200克，盐3克，味精2克，酱油4克，姜10克，葱15克，米醋少许。

做法 / 1.丝瓜削皮，洗净切片；豆腐洗净切块；姜切丝；葱切末。2.砂锅上火，放入油烧热，投入姜丝、葱末煸香，加水，下豆腐块和丝瓜片，大火烧沸。3.改用小火煮3分钟，调入盐、味精、酱油、米醋，煮匀即可。

功能效用 / 丝瓜利尿通便。对暑热烦渴、咳嗽、水肿、乳汁不通有很好的食疗作用。

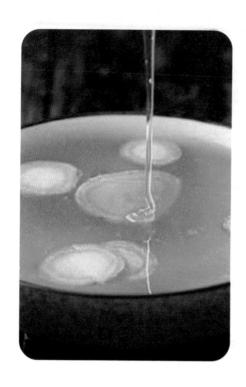

人参蜂蜜粥

材料/人参3克，蜂蜜50克，粳米100克，生姜片5克，韭菜末5克。

做法/1.将人参置清水中浸泡一夜。2.将泡好的人参连同泡人参的水与洗净的粳米一起放入砂锅中，小火煨粥。3.待粥将熟时放入蜂蜜、生姜片、韭菜末调匀，再煮片刻即可。

功能效用/人参有防治劳伤虚损、反胃吐食、大便滑泄、阳痿、尿频的功效。

蒲公英金银花茶

材料/蒲公英、金银花各50克，冰糖适量。

做法/1.将蒲公英、金银花冲净、沥干，盛入煮锅。2.加水至盖满，以大火煮开。3.去渣取汁当茶饮。

功能效用/此茶可缓解尿路感染、利尿缓泄，对泌尿系统结石带来的湿热下注、疼痛和血尿有一定疗效。也可清热解毒、减轻风热感冒症状。

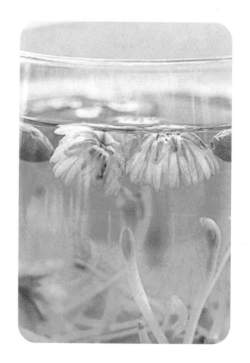

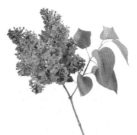

尿路感染

尿路感染指的是尿道黏膜或组织受到了病原体的侵犯而引发的炎症，根据感染部位可分为肾盂肾炎、膀胱炎等。肾盂肾炎、膀胱炎又有急性和慢性之分。根据有无基础性疾病，尿路感染还可分为复杂性尿感和非复杂性尿感。本病多发于育龄女性，男女比例约为 1：8。

食疗大全

通草车前子茶

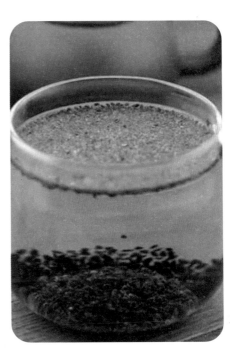

材料/ 通草、车前子、玉米须各5克，砂糖15克。

做法/ 1.将通草、车前子、玉米须分别用清水洗净，一起放入洗净的锅中，加350毫升水煮茶。2.大火煮开后，转小火煮15分钟。3.最后加入砂糖，搅拌均匀即成。

功能效用/ 本品可清泄湿热、通利小便，对尿道炎，小便涩痛、困难、短赤有食疗作用。

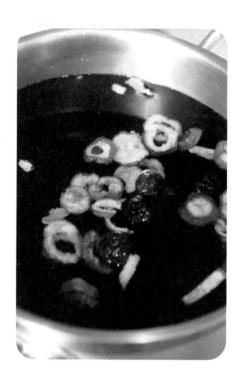

乌梅甘草汁

材料／乌梅、甘草、山楂各适量，冰糖适量。

做法／1.乌梅、甘草、山楂洗净，备用。2.将乌梅、甘草、山楂放入锅中，加适量水，煮至沸腾。3.加入冰糖，煮至溶化即可。

功能效用／本品可杀菌抑菌、生津止渴。对尿路感染（尿频、尿急、尿痛）、久泻、便血、尿血有食疗作用。

绿豆炖鲫鱼

材料／绿豆50克，鲫鱼1条，西洋菜150克，姜10克，胡萝卜100克，盐、香油各适量。

做法／1.胡萝卜去皮切块；鲫鱼剖洗干净；西洋菜洗净；姜切片。2.锅上火，油烧热时放入鲫鱼煎至两面金黄色。3.砂煲上火，放入绿豆、鲫鱼、姜片、胡萝卜块，倒入高汤，大火炖40分钟，放入西洋菜稍煮，调味即可。

功能效用／常食本品对治疗尿频、尿急、尿痛、小便淋涩不出有一定的疗效。

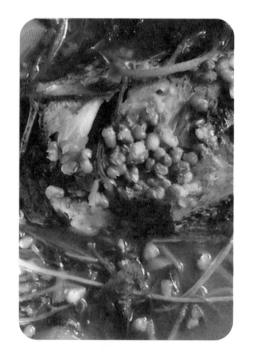

第六章

妇科

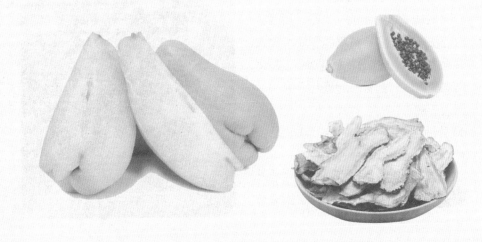

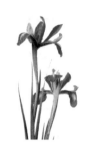

月经过少

月经过少一般指月经不调，月经周期基本正常，经量却明显减少，甚至点滴即净；或经期缩短不足两天，经量也少者，均称为"月经过少"，属月经病。月经过少的病因病理有虚有实，虚者多因体虚弱，大病、久病、失血或饮食劳倦伤脾，或房劳伤肾，而使血海亏虚，经量减少；实者多由瘀血内停，或痰湿壅滞，经脉阻滞，血行不畅，致经血减少。

食疗大全

四物乌鸡汤

材料 / 熟地 15 克，当归 10 克，川芎 5 克，白芍 10 克，红枣 8 枚，乌鸡腿 1 只，盐 2 小匙。

做法 / 1.将熟地、当归、川芎、白芍洗净。2.将乌鸡鸡腿剁块，放入沸水中余烫，去血水，捞起冲净。3.将乌鸡腿和所有药材一起盛起入锅中，加入 7 碗水，大火煮开，转小火续煮 30 分钟，再加盐调味后即可关火。

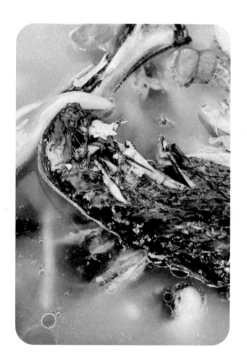

功能效用 / 此汤对血虚引起的月经量少、颜色淡、面色苍白等症状有很好的疗效。

鸡蛋麦仁葱香粥

材料／鸡蛋1个，麦仁100克，盐2克，葱花3克，麻油、胡椒粉适量。

做法／1.麦仁洗净，放入清水中浸泡；鸡蛋洗净，煮熟后切丁。2.锅置火上，注入清水，放入麦仁，煮至粥将成。3.再放入鸡蛋丁，加盐、麻油、胡椒粉调匀，撒上葱花即可。

功能效用／鸡蛋常被人们称为"理想的营养库"，能健脑益智、延缓衰老、保护肝脏、补充营养。麦仁含有蛋白质、纤维和矿物质，可用于治疗营养不良等症。

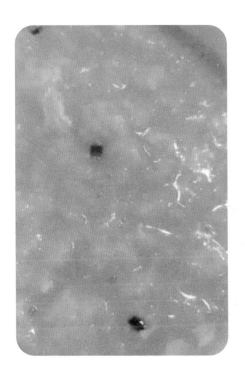

黄芪炖生鱼

材料／生鱼1条，枸杞子5克，红枣10克，黄芪5克，盐5克，味精3克，胡椒粉2克。

做法／1.生鱼宰杀，去内脏，洗净，斩成两段；红枣、枸杞子泡发；黄芪洗净。2.锅中加油烧至七成油温，下入鱼段稍余后，捞出沥油。3.再将鱼、枸杞、红枣、黄芪一起装入炖盅中，加适量清水炖30分钟，加入调味料即可。

功能效用／此品对气血亏虚引起的月经不调有很好的食疗效果。

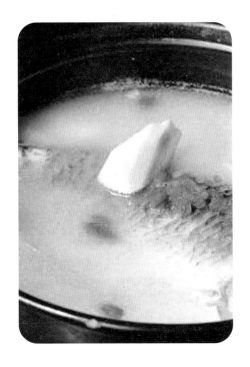

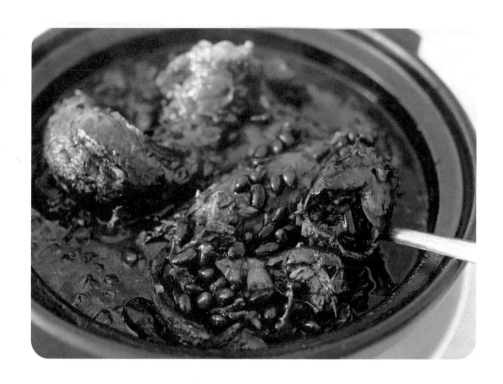

黄精黑豆塘虱汤

材料／黑豆200克，黄精50克，生地10克，陈皮1角，塘虱鱼1条，精盐5克。

做法／1.黑豆放入锅中，不必加油，炒至豆衣裂开，用水洗净，晾干水。2.塘虱鱼洗净，去潺，去内脏。黄精、生地、陈皮分别用水洗净。3.加入适量水，猛火煲至水滚后放入全部材料，用中火煲至豆软熟，加入精盐调味即可。

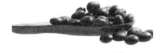

功能效用／此汤对肝肾阴虚造成的月经不调患者有很好的补益作用。

益母草红枣瘦肉汤

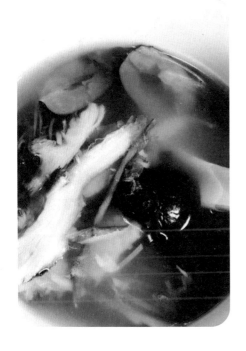

材料 / 益母草 10 克，红枣 8 颗，猪瘦肉 200 克，料酒、姜块、葱段、盐、味精、胡椒粉、香油各适量。

做法 / 1. 红枣洗净；猪瘦肉洗净，切块；益母草冲洗干净。2. 锅中先放入红枣、猪瘦肉、料酒、姜块、葱段，加水，大火烧沸，改用小火炖煮 30 分钟。3. 再放入益母草，调味即成。

功能效用 / 此汤对气血两虚型月经不调，月经量少、颜色淡有很好的改善作用。

牛奶鸡蛋小米粥

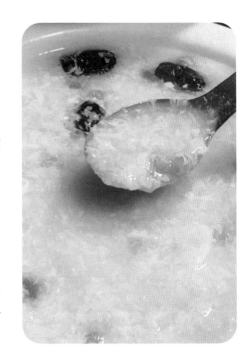

材料 / 牛奶 50 克，鸡蛋 1 个，小米 100 克，白糖 5 克。

做法 / 1. 小米洗净，加水煮粥；鸡蛋煮熟后切碎。2. 粥八成熟时倒入牛奶，粥熟时放入鸡蛋，加糖调匀，撒上葱花即可。

功能效用 / 牛奶含有丰富的蛋白质、脂肪、糖类及矿物质钙、磷、铁、镁、钾和维生素等营养成分。

痛经

　　痛经是指妇女在经期及其前后，出现小腹或腰部剧烈疼痛，甚至痛及腰骶。随月经周期而发，严重者出现恶心呕吐、冷汗淋漓、手足厥冷，甚至昏厥，给生活及工作带来影响。目前临床将痛经分为原发性和继发性两种。原发性痛经多指生殖器官无明显病变者，故又称功能性痛经。继发性痛经多因生殖器官有器质性病变所致。

食疗大全

当归田七乌鸡汤

　　材料／当归20克，田七8克，乌鸡肉250克，盐5克，味精3克，蚝油5克。

　　做法／1.当归、田七洗净；田七砸碎。2.乌鸡洗净，斩块，氽水。3.将田七、当归、乌鸡肉一起放入炖锅中，加水，大火煮开，转小火煮2小时，再加盐、味精、蚝油调味即可出锅。

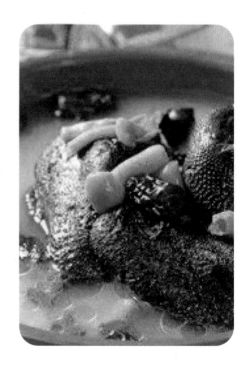

功能效用／此汤可活血，对血瘀腹痛有很好的疗效，是治疗月经病的常用药材。

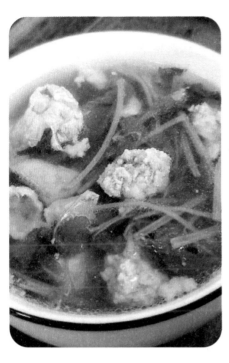

黑豆益母草瘦肉汤

材料/瘦肉250克，黑豆50克，益母草20克，枸杞10克，盐5克，鸡精5克。

做法/1.瘦肉洗净，切件，汆水；黑豆、枸杞洗净，浸泡；益母草洗净。2.将瘦肉、黑豆、枸杞放入锅中，加入清水慢炖2小时。3.放入益母草稍炖，调入盐和鸡精即可。

功能效用/益母草可活血祛瘀、调经利水。对月经不调、痛经、崩漏均有很好的疗效。

豌豆肉末粥

材料/大米70克，猪肉100克，豌豆60克，鸡精1克。

做法/1.猪肉洗净，切成末；嫩豌豆洗净；大米用清水淘净，用水浸泡半小时。2.大米放入锅中，加清水烧开，改中火，放入豌豆、猪肉，煮至猪肉熟。3.小火熬至粥稠，加盐、鸡精调味。

功能效用/此粥有益中气、增强免疫力、补肾、滋阴润燥的功效。

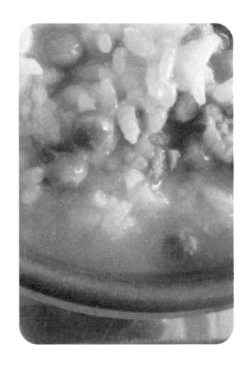

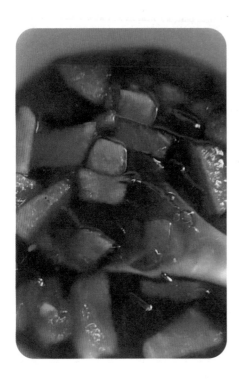

红糖西瓜饮

材料／西瓜 200 克，橙子 100 克，红糖 50 克，生姜 10 克。

做法／1. 将橙子洗净，切片；西瓜洗净，去皮，取西瓜肉；生姜洗净，切成末。2. 将红糖、生姜末用开水冲开，搅拌均匀备用。3. 将橙子和西瓜肉放入榨汁机榨出汁，倒入杯中；兑入红糖生姜水，按分层法轻轻注入杯中，加装饰即可。

功能效用／此饮有补血散寒、行气活血的功效，是适合经期常饮的佳品。

香菇白菜猪蹄汤

材料／猪蹄 250 克，桃仁 15 克，白菜叶 150 克，香菇 10 朵，盐、味精、葱段、香油各适量。

做法／1. 将猪蹄洗净，切块，余水；白菜叶洗净；香菇用温水泡开洗净，备用。桃仁洗净备用。2. 净锅上火倒上油，将葱段炝香，下入白菜叶略炒，倒入水，加入猪蹄、香菇、桃仁煲 2 小时，调入盐、味精，淋入香油即可。

功能效用／此汤对血瘀引起的月经腹痛有很好的疗效。

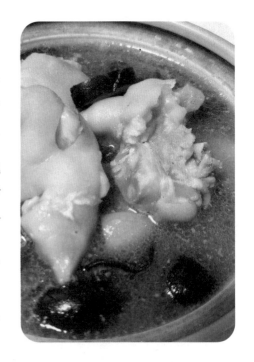

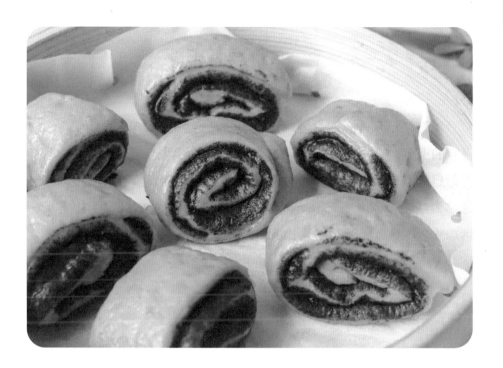

菠菜芝麻卷

材料／菠菜 200 克，豆皮 1 张，芝麻 10 克，盐 3 克，味精 2 克，香油 1 毫升，猪油 5 克，酱油 5 毫升。

做法／1.菠菜洗净切碎；芝麻炒香。2.豆皮入沸水中，加入调味料煮 1 分钟，捞出；菠菜氽熟后沥干水分，同芝麻拌匀。3.豆皮平放，放上菠菜，卷起，末端抹上猪油，切成马蹄形即可。

功能效用／此品能改善女性贫血，对血虚引起的痛经有很好的作用。

闭经

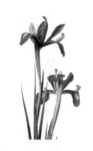

闭经是指从未有过月经或月经周期已建立后又停止的现象，年过18岁尚未来月经者称原发闭经，月经已来潮但又停止6个月或3个周期者称为继发闭经。中医也将闭经称为经闭，多由先天不足、体弱多病、精亏血少或脾虚生化不足、情态失调、气血郁滞不行等引起。

食疗大全

参归枣鸡汤

材料/ 党参15克，当归15克，红枣8枚，鸡腿1只，盐2小匙。

做法/ 1.鸡腿剁块，放入沸水中余烫。2.鸡腿、党参、当归、红枣一起入锅，加7碗水以大火煮开，转小火续煮30分钟。

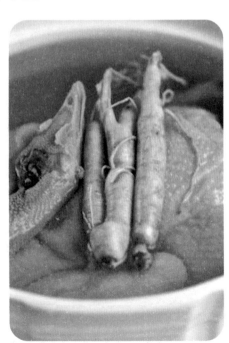

功能效用/ 该汤具有补血活血、防治贫血并调经理气的作用，可改善因贫血造成的闭经、月经稀发、量少等症状。党参、当归可补气养血，红枣补益中气、养血补虚，是女性月经病的调养佳品。

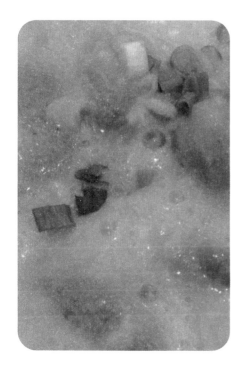

蛋黄鸡肝粥

材料 / 鸡肝 100 克，大米 150 克，熟鸡蛋黄 2 个，枸杞子 10 克，盐 3 克，鸡精、香菜适量。

做法 / 1.大米淘净；鸡肝洗净，切片；枸杞子洗净；熟鸡蛋黄捣碎。2.大米放入锅中，加水煮沸，放入枸杞子，转中火熬煮至米粒开花。3.下入鸡肝、熟鸡蛋黄，小火熬煮成粥，加盐、鸡精调味，撒入香菜即可。

功能效用 / 此粥有补肝益肾、止血补血的功效

红枣羊肉糯米粥

材料 / 红枣 25 克，羊肉 50 克，糯米 150 克，盐 2 克，姜末、葱花各适量。

做法 / 1.红枣洗净，切碎；羊肉洗净，切片，用开水余烫，捞出；糯米淘净。2.锅中添水，下入糯米大火煮开，下入羊肉、红枣、姜末，转中火熬煮。3.粥成时调味，撒入葱花即可。

功能效用 / 红枣有补脾和胃、益气生津、解毒的功效。常用于治疗胃虚食少、脾弱便溏、气血不足、心悸怔忡等病症。

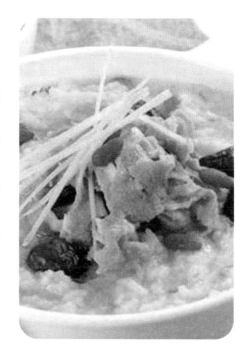

127

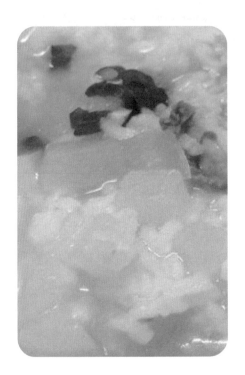

羊肉萝卜粥

材料/大米80克，羊肉100克，白萝卜120克，盐3克，葱花适量。

做法/1.白萝卜洗净，切块；羊肉洗净，切片；大米淘净。2.大米放入锅中，加水，大火烧开，下入羊肉，转中火煮至米粒软散。3.下入白萝卜，慢火煮成粥，调味，撒入葱花。

功能效用/白萝卜有止咳化痰、清热生津、凉血止血、促进消化、增强食欲的功效。

羊肉包菜粥

材料/大米80克，熟羊肉120克，包菜100克，盐3克，葱花少许。

做法/1.熟羊肉切片；大米淘净，泡半小时；包菜洗净，切成丝。2.大米入锅，加适量清水，大火煮开，转中火熬煮至米粒开花。3.下入熟羊肉、包菜，改小火，熬煮成粥，加盐、鸡精调味，撒入葱花即可。

功能效用/此粥可益气补虚、补肾壮阳、养肝，对腰膝酸软、脾胃虚弱等有疗效。

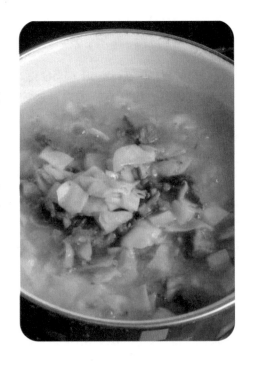

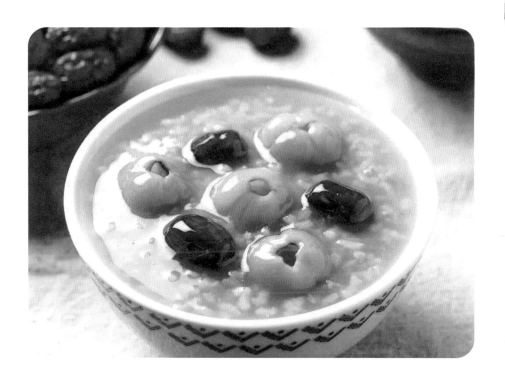

红枣桂圆鸡肉粥

材料 / 鸡脯肉50克，红枣10克，大米120克，桂圆、荔枝适量，葱花5克，盐3克。

做法 / 1.荔枝、桂圆去壳；红枣洗净，切开；大米淘净；鸡脯肉洗净，切丁。2.大米放入锅中，加水，大火烧沸，下入处理好的各种材料，转中火熬煮成粥，加入盐调味，撒上葱花即可。

功能效用 / 此汤可补气养血、生血健体。对贫血、血虚闭经、宫寒不孕有食疗作用。

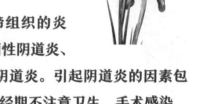

阴道炎

　　阴道炎是指阴道黏膜及黏膜下结缔组织的炎症。常见的阴道炎有非特异性阴道炎、细菌性阴道炎、滴虫性阴道炎、霉菌性阴道炎、老年性阴道炎。引起阴道炎的因素包括：性生活不洁，自然防御能力低下或月经期不注意卫生，手术感染，盆腔或输卵管邻近器官发生炎症。

 百病食疗大全：彩图版

食疗大全

银花连翘甘草茶

　　材料／金银花5克，连翘5克，甘草5克，砂糖适量。

　　做法／1.将金银花、连翘、甘草均洗净，煮锅加400毫升水，放入药材。2.以大火煮开，转小火续煮20分钟。3.加入砂糖，熄火取汁即可饮用。

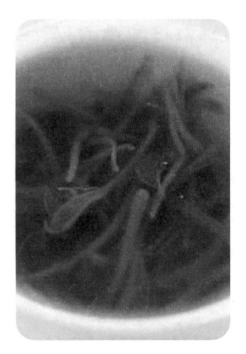

功能效用／此茶对因热毒蕴结引起的阴道炎有较好的疗效，症见外阴肿胀、瘙痒或伴烧灼感疼痛，或小便涩痛。

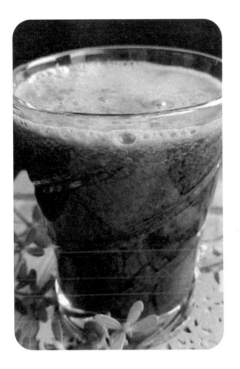

马齿苋荠菜汁

材料／鲜马齿苋、鲜荠菜各200克，盐适量。

做法／1.把马齿苋、荠菜洗净，在温开水中浸泡30分钟，取出后连根切碎，放到榨汁机中，榨成汁，备用。2.把榨后的马齿苋、荠菜渣用温开水浸泡10分钟，重复绞榨取汁。3.合并两次的汁，过滤，放在锅里，用小火煮沸，加盐调味即可。

功能效用／此汁对湿热下注引起的阴道炎、外阴瘙痒、尿道炎等有很好的疗效。

绿豆苋菜枸杞粥

材料／大米、绿豆各40克，苋菜100克，枸杞子5克，冰糖10克。

做法／1.大米、绿豆均泡发洗净；苋菜洗净，切碎；枸杞子洗净，备用。2.锅置火上，倒入清水，放入大米、绿豆、枸杞子煮至沸腾。3.待煮至浓稠状时，加入苋菜、冰糖稍煮即可。

功能效用／绿豆可清热解毒、利尿通淋，可辅助治疗阴道炎、阴道瘙痒，以及尿频、尿急、尿痛等尿路感染症状。

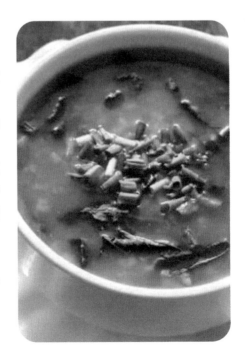

白带异常

　　白带是女性常见的一种生理现象。白带异常主要是女性内生殖器疾病的信号，应当引起重视。白带异常可能为量的增多，也可能还有色、质和气味方面的改变。一般来说，有白带过多或白带过少之分。

食疗大全

莲子桂圆糯米粥

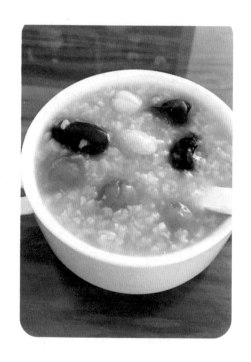

　　材料／莲子、桂圆肉各25克，糯米100克，白糖5克，葱花少许。

　　做法／1. 糯米淘洗干净，放入清水中浸泡；莲子、桂圆肉洗净。2. 锅置火上，注入清水，放入糯米、莲子煮至粥将成。3. 放入桂圆肉煮至米粒开花后加白糖调匀，撒葱花便可。

功能效用／此粥有补气血、益心脾、强心安神的功效。

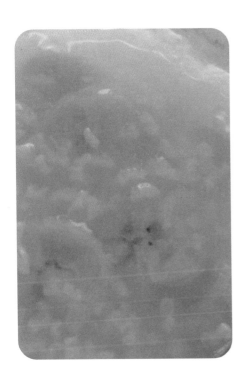

糯米香蕉粥

材料 / 糯米80克，香蕉30克，白糖10克，葱花少许。

做法 / 1.糯米洗净；香蕉去皮，切片；葱洗净，切花。2.锅置火上，注入清水，放入糯米，用大火煮至米粒开花。3.再放入香蕉，用小火煮至粥成闻见香味时，调入白糖入味，撒上葱花即可食用。

功能效用 / 香蕉有止烦渴、润肺肠、通血脉、填精髓的功效。

木瓜莲子粥

材料 / 大米90克，莲子、木瓜各适量，盐2克，葱花少许。

做法 / 1.大米泡发洗净；莲子泡发洗净；木瓜去皮洗净，切块。2.锅置火上，注入清水与大米煮至米粒开花，加入木瓜、莲子焖煮。3.煮至粥浓稠时，加盐调味，撒上葱花即可。

功能效用 / 此粥有滋养补虚、止遗涩精、补脾止泻、养心安神、健脾消食、提高抗病能力、抗痉挛的功效。

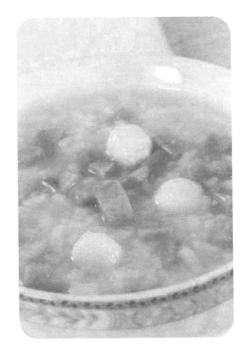

盆腔炎

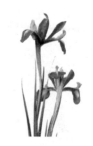

盆腔炎指的是女性的盆腔器官组织发生的炎症性病变，主要包括子宫内膜炎、输卵管炎、输卵管卵巢脓肿和盆腔腹膜炎。一般以子宫内膜炎和输卵管炎常见，可一处或几处同时发病，是妇科常见病。由于输卵管、卵巢统称附件，且输卵管发炎时常波及"近邻"的卵巢，因此，又有附件炎之称。

食疗大全

丹参红花陈皮饮

材料／丹参10克，红花5克，陈皮5克。

做法／1.丹参、红花、陈皮洗净备用。2.先将丹参、陈皮放入锅中，加水适量，大火煮开，转小火煮5分钟即可关火。3.再放入红花，加盖焖5分钟，倒入杯内，代茶饮用。

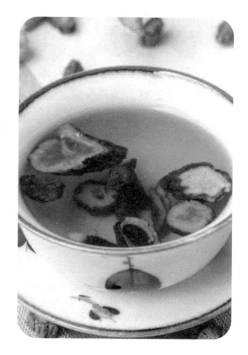

功能效用／活血祛瘀、排脓止痛。用于治疗气滞血瘀型慢性盆腔炎，症见腹部胀痛或刺痛，月经不调，白带量多等。

莲子茅根炖乌鸡

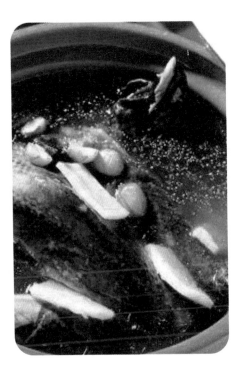

材料／萹蓄、土茯苓、茅根各15克，红花8克，莲子50克，乌鸡肉200克，盐适量。

做法／1.将莲子、萹蓄、土茯苓、茅根、红花洗净备用。2.乌鸡肉洗净，切小块，入沸水中氽烫，去血水。3.把全部材料一起放入炖盅内，加适量开水，炖盅加盖，小火隔水炖3小时，加盐调味即可。

功能效用／此品可改善盆腔炎引起的带下异常、小腹隐隐作痛等症状。

丹参瘦肉汤

材料／瘦肉200克，丹参100克，绿豆50克，盐、鸡精各5克。

做法／1.瘦肉洗净，切块，入沸水氽水；丹参洗净，切段；绿豆洗净，用水浸泡。2.将瘦肉、绿豆放入锅中，加入适量清水慢炖2小时。3.再放入丹参，转大火煮10分钟，调入盐和鸡精即可关火。

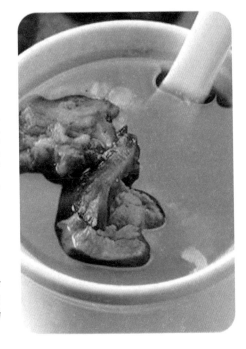

功能效用／此汤对湿热下注引起的急性盆腔炎、阴道炎、白带黄稠有很好的疗效。

宫颈炎

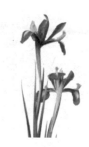

宫颈炎为常见的妇科疾病，多发生于生育年龄的妇女，老年人也有因阴道炎而发病的。宫颈炎主要表现是白带增多，呈脓性，或伴有异常出血，如经期出血、性交后出血等，常伴有腰酸及下腹部不适。根据致病微生物的不同，分为单纯淋病奈瑟菌性宫颈炎、沙眼衣原体性宫颈炎、支原体性宫颈炎、细菌性宫颈炎。宫颈炎的病原体在国内外最为常见的是淋菌、沙眼衣原体及生殖支原体，其次为一般细菌，如葡萄状球菌、链球菌、大肠杆菌、滴虫及真菌等。

食疗大全

大芥菜红薯汤

材料 / 白花蛇舌草 10 克，大芥菜 450 克，红薯 500 克，花生油 5 毫升，姜适量，盐 3 克。

做法 / 1.大芥菜洗净，切段；白花蛇舌草洗净；红薯去皮，洗净，切块。2.烧锅，加入油、姜、红薯爆炒 5 分钟，加入热水。3.加入大芥菜、白花蛇舌草，煲 20 分钟，加盐调味。

功能效用 / 有利湿、解毒、杀菌之功，能抗感染，抑制细菌生长，对阴道炎、外阴瘙痒、宫颈糜烂等症有食疗作用。

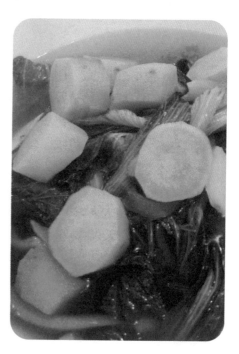

苦瓜败酱草瘦肉汤

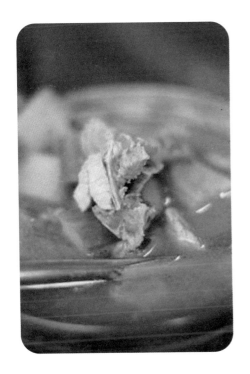

材料 / 猪瘦肉400克，苦瓜200克，败酱草100克，盐、鸡精各5克。

做法 / 1.猪瘦肉洗净，切块，氽去血水；苦瓜洗净，去瓤，切片；败酱草洗净，切段。2.锅中注水，烧沸，放入猪瘦肉、苦瓜慢炖。3.1小时后放入败酱草再炖30分钟，加入盐和鸡精调味即可。

功能效用 / 此汤有清热解毒、利湿止痒、消炎止带的功效。

黄柏油菜排骨汤

材料 / 黄柏10克，排骨500克，油菜200克，盐、鸡精、味精各适量。

做法 / 1.油菜、黄柏洗净，备用。2.排骨洗净切成小段，用盐腌8小时至入味。3.锅上火，注清水适量，放入排骨、油菜、黄柏一起煲3小时，调入鸡精、味精拌匀即可。

功能效用 / 此汤有较好的消炎杀菌作用，对湿热下注型阴道炎、宫颈炎有疗效。

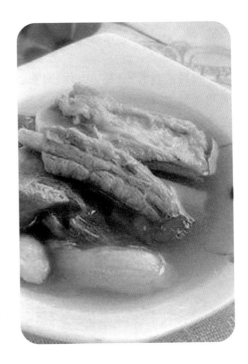

女性不孕症

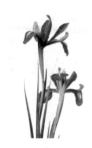

　　女性不孕症是指未采取避孕措施并正常同居一年而未妊娠的情况。不孕症可分为原发不孕和继发不孕，婚后从未受孕称原发不孕，曾有过生育或流产且两年未再孕称继发不孕。

食疗大全

蛋黄山药粥

　　材料／大米 80 克，山药 20 克，熟鸡蛋黄 2 个，盐 3 克，香油、葱花少许。

　　做法／1.大米淘净；山药洗净，碾成粉末。2.锅置火上，加水，放入大米煮至八成熟。3.放入山药粉煮至米粒开花，再放入研碎的鸡蛋黄，加盐、香油调匀，撒上葱花即可。

　　功能效用／山药有生津益肺、补肾涩精、补脾养胃的功效。此粥可适用于肾气不足、不孕等症。

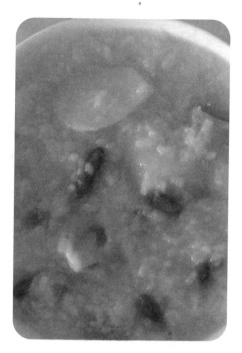

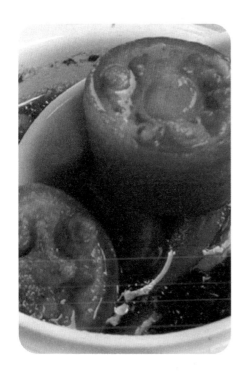

龟板杜仲猪尾汤

材料／龟板 25 克，炒杜仲 30 克，猪尾 600 克，盐两小匙。

做法／1.猪尾剁段洗净，氽烫捞起，再冲净一次。2.龟板、炒杜仲冲净备用。3.将猪尾、炒杜仲、龟板盛入炖锅，加 6 碗水以大火煮开，转小火炖 40 分钟，加盐调味。

功能效用／可滋阴补肾、固经止血、养血补心，对肝肾阴虚或肝肾不足所致的不孕症有很好的食疗效果。

顺气猪肝汤

材料／佛手、山楂、陈皮各 10 克，猪肝、食盐、麻油、料酒各适量。

做法／1.将猪肝洗净切片；佛手、山楂、陈皮洗净加沸水浸泡 1 小时后去渣取汁。2.碗中放入猪肝片，加药汁和食盐、料酒，隔水蒸熟。3.将猪肝取出，放少许麻油调味即可服食，饮汤。

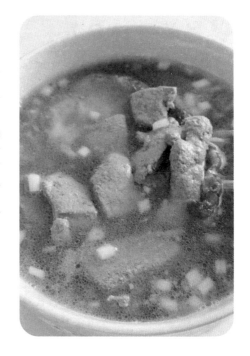

功能效用／此汤可行气解郁、通经散瘀，对气滞血瘀型不孕有食疗作用。

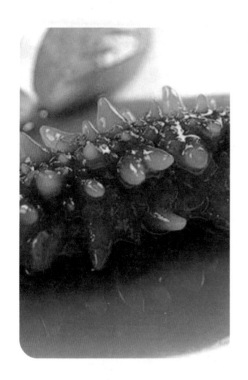

鲍汁鲜竹焖海参

材料 / 鲜腐竹200克，水发海参200克，西蓝花100克，冬菇50克，炸蒜子6只，葱、盐、味精、姜、糖、鸡精、蚝油、老抽各适量。

做法 / 1.锅中放入水，下入姜、葱、海参煨入味待用。2.将腐竹煎至两面金黄，西蓝花氽熟。3.爆香姜葱，下入鲜腐竹、海参、冬菇略焖，再调味焖至入味后装盘，西蓝花围边即可。

功能效用 / 此品对虚劳瘦弱、气血不足或肾气亏虚、月经不调等有疗效。

灵芝茯苓炖乌龟

材料 / 乌龟1只，灵芝6克，茯苓25克，山药8克，生姜10克，盐5克，味精3克。

做法 / 1.乌龟处理干净，斩成大件。2.灵芝切块，同茯苓、山药、生姜洗净。3.将以上用料放入瓦煲内，加适量水，以大火烧开，转小火煲2小时，最后用盐和味精调味即可。

功能效用 / 此品对肝肾阴虚、气血亏虚等所致的不孕症有很好的食疗效果。

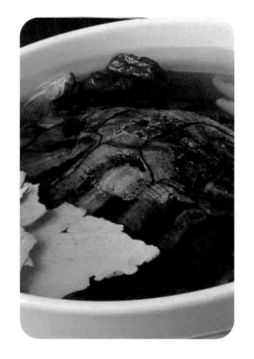

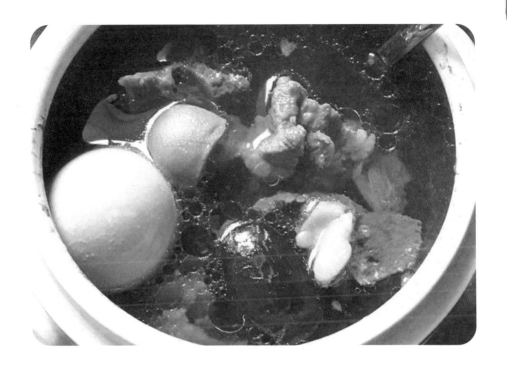

栗子羊肉汤

材料 / 枸杞子 20 克，羊肉 150 克，栗子 30 克，吴茱萸、桂枝各 10 克，盐 5 克。

做法 / 1.将羊肉洗净，切块；栗子去壳，洗净切块；枸杞子洗净，备用。2.吴茱萸、桂枝洗净，煎取药汁备用。3.锅内加适量水，放入羊肉块、栗子块、枸杞子，大火烧沸，改用小火煮 20 分钟，再倒入药汁，续煮 10 分钟，调入盐即成。

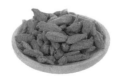

功能效用 / 此汤有暖宫散寒、温经活血的作用。

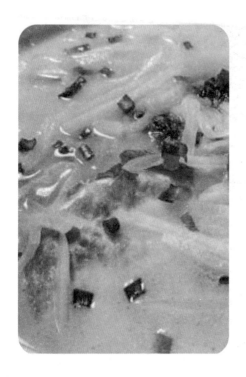

鸡蛋鱼粥

材料 / 大米100克，鸡蛋3个，小鱼50克，高汤500克，盐、料酒、枸杞、葱花各适量。

做法 / 1.大米淘洗干净，注入高汤煮至粥成。2.小鱼洗净，腌渍后放入锅中，加水煮熟，放入粥中。3.鸡蛋磕入碗中，加入清水、盐、枸杞调匀，蒸熟后盛于粥上，撒葱花便可。

功能效用 / 鱼有滋补健胃、利水消肿、清热解毒的功效。此粥能起到增强机体免疫力、补肾阳的作用。

杏仁花生粥

材料 / 大米70克，花生米、南杏仁各30克，白糖4克。

做法 / 1.大米洗净；花生米、南杏仁均洗净。2.锅置火上，倒入适量清水，放入大米、花生米、南杏仁以大火煮开。3.再转小火煮至粥呈浓稠状，调入白糖拌匀即可。

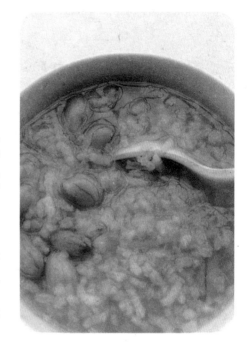

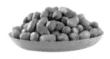

功能效用 / 花生有健脾和胃、润肺化痰、通乳、利肾去水之功效。此粥有健脾和胃的功效，适用于调理不孕等症。

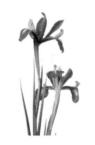

习惯性流产

习惯性流产指的是自然流产连续 3 次及 3 次以上，近年来常用复发性流产取代习惯性流产，并改为 2 次及 2 次以上的自然流产，每次流产往往发生在同一妊娠月份，中医称之为"滑胎"。习惯性流产的原因多为孕妇黄体功能不全、甲状腺功能低下、子宫发育异常、先天性子宫畸形、子宫肌瘤、宫腔粘连、染色体异常、自身免疫等。

食疗大全

青菜枸杞牛奶粥

材料 / 青菜、枸杞子各适量，大米 80 克，白糖 3 克，鲜牛奶适量。

做法 / 1.大米泡发洗净；青菜洗净，切丝；枸杞子洗净。2.锅置火上，倒入鲜牛奶，放入大米煮至米粒开花。3.加入青菜、枸杞子同煮至浓稠状，调入白糖拌匀即可。

功能效用 / 此粥能补充人体所需的维生素、胡萝卜素等，有助于增强机体免疫力。

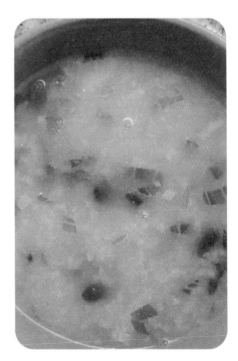

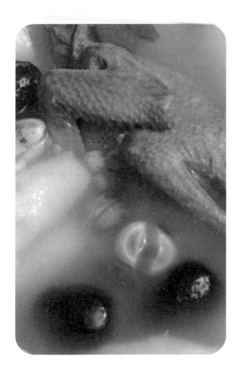

菟杞红枣炖鹌鹑

材料 / 鹌鹑2只，菟丝子、枸杞子各10克，红枣7枚，绍酒2茶匙，盐、味精各适量。

做法 / 1.鹌鹑洗净，斩件，氽水去其血污。2.菟丝子、枸杞子、红枣用温水浸透，红枣去核。3.将以上用料连同1碗半沸水倒进炖盅，加入绍酒，盖上盅盖，隔水炖之；先用大火炖30分钟，后用小火炖1小时，用盐、味精调味即可。

功能效用 / 此品对肝肾亏虚引起的胎元不固、胎漏下血有很好的食疗作用。

百合板栗糯米粥

材料 / 百合、板栗各20克，糯米90克，白糖5克，葱少许。

做法 / 1.板栗去壳，切碎；糯米泡发；葱切花。2.锅置火上，加清水，放入糯米，大火煮至米粒绽开。3.百合、板栗入锅，中火煮至粥成，加白糖，撒葱花即可。

功能效用 / 栗子有补肾强腰、益脾胃、止泻的功效，可用于治疗由肾气不足引起的脾胃虚弱等症。

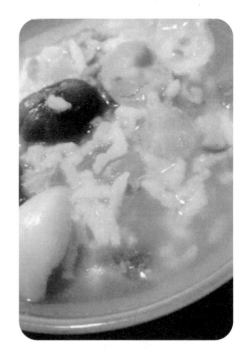

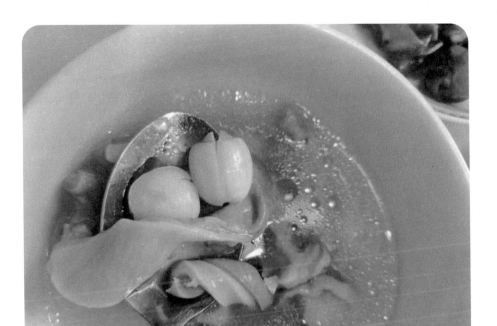

莲子猪肚

材料／猪肚1个，莲子50克，葱1棵，姜15克，蒜10克，盐、香油各适量。

做法／1.莲子洗净泡发去心；猪肚洗净，内装莲子，用线缝合；葱、姜切丝，蒜剁泥。2.放入砂锅中，加清水炖至熟透，调入葱丝、姜丝、蒜泥和调味料拌匀即可。

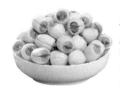

功能效用／此汤可补虚损、健脾胃、安胎，对脾胃气虚引起的胎漏下血、滑胎有一定的食疗效果。

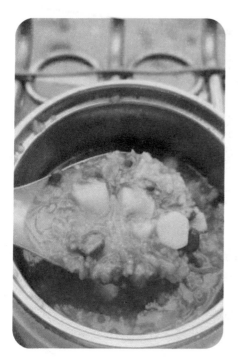

豌豆樱桃粥

材料 / 豌豆30克，樱桃、山药各20克，小米70克，白糖5克，蜂蜜6克。

做法 / 1.豌豆泡发半小时后捞起沥干；樱桃、山药均切丁。2.锅置火上，倒入清水，放入小米、豌豆、山药煮至米粒开花。3.加入樱桃同煮至浓稠状，调入白糖、蜂蜜拌匀即可。

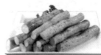

功能效用 / 此粥能止泻痢、利小便、消痈肿、增强免疫力、解乳石毒；可治疗脚气、呃逆呕吐、心腹胀痛等症。对习惯性流产有食疗效果。

杜仲艾叶瘦肉汤

材料 / 阿胶15克，杜仲15克，艾叶30克，猪瘦肉120克。

做法 / 1.杜仲、艾叶洗净；阿胶打碎。2.猪瘦肉洗净，切大块。3.把杜仲、艾叶与猪瘦肉放入锅内，加适量清水，大火煮沸后，改小火煲1小时，加入阿胶同炖，搅拌至烊化即可。

功能效用 / 可滋补肝肾、理气安胎、补血止血、安胎、散寒暖宫。

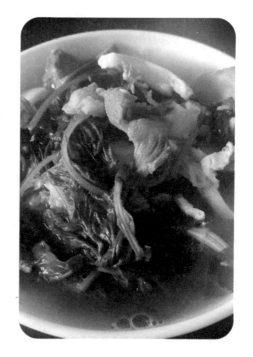

女性更年期综合征

女性更年期综合征也叫"绝经期综合征"，由于雌激素水平下降而引起的一系列症状。更年期妇女，主要由于卵巢功能减退，垂体功能亢进，分泌过多的促性腺激素，使自主神经紊乱而出现一系列症状。宜选用具有补充雌激素作用的食材或中药材，如豆类、奶类、坚果类、女贞子、杜仲、枸杞等。

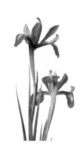

食疗大全

洋葱青菜肉丝粥

材料 / 洋葱 50 克，青菜 30 克，猪瘦肉 100 克，大米 80 克，盐 3 克，鸡精 1 克。

做法 / 1.青菜洗净，切碎；洋葱洗净，切丝；猪瘦肉洗净，切丝；大米淘净，泡好。2.锅中注水，下入大米煮开，改中火，下入猪瘦肉、洋葱，煮至猪瘦肉变熟。3.改小火，下入青菜，将粥熬化，调入盐、鸡精调味即可。

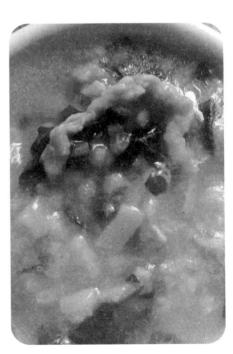

功能效用 / 常食此粥能调理妇女更年期综合征。

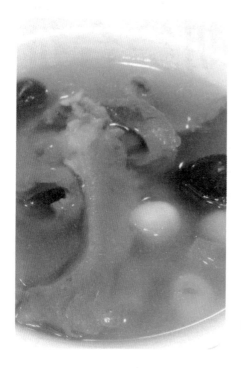

莲子芡实猪心汤

材料 / 莲子、芡实各 50 克，猪心 350 克，猪瘦肉 100 克，蜜枣 20 克，盐适量。

做法 / 1.将莲子、芡实、猪瘦肉、蜜枣洗净。2.猪心切开两边，洗净空腔里的瘀血，氽烫。3.将 2000 毫升清水放入瓦煲内，煮沸后放入全部用料，大火煲开后，改小火煲 3 小时，加盐调味。

功能效用 / 莲子、芡实与猪心同食，对更年期妇女失眠、盗汗、精神恍惚、烦躁易怒等症状有一定的食疗效果。

韭菜猪骨粥

材料 / 猪骨 500 克，韭菜 50 克，大米 80 克，醋、料酒、盐、味精、姜末、葱花各适量。

做法 / 1.猪骨斩件，氽烫；韭菜切段；大米淘洗干净。2.猪骨入锅，加水、料酒、姜，大火烧开，滴入醋，下入大米煮至米粒开花。3.放入韭菜熬煮成粥，调入盐、味精，撒上葱花。

功能效用 / 韭菜有温肾助阳、益脾健胃、行气理血的功效。与猪骨、大米合熬粥，能补肾助阳、益脾健胃。

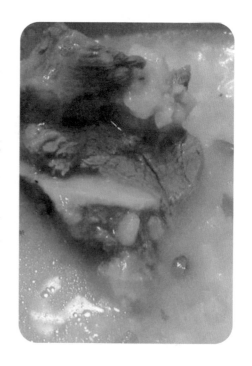

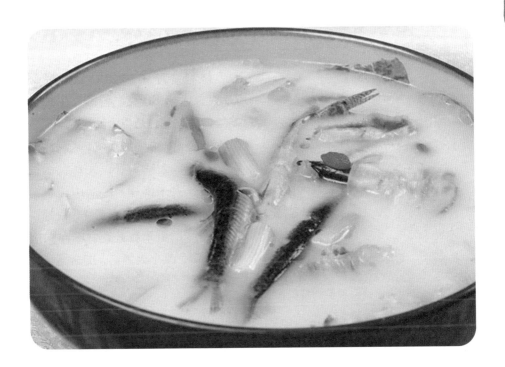

参麦泥鳅汤

材料 / 太子参20克，浮小麦、泥鳅、猪瘦肉各150克，蜜枣3枚，油10克，盐5克。

做法 / 1.太子参、浮小麦洗净，用布袋装好扎紧。2.猪瘦肉洗净，切块；蜜枣洗净；泥鳅用开水略烫，洗净表面黏液；锅中下油，将泥鳅煎至金黄。3.瓦煲内加水，煮沸后加入全部原料，大火煲开改小火煲2小时，加盐调味。

功能效用 / 此品可滋阴敛汗、滋阴益气、养心安神，对更年期女性有较好的食疗作用。

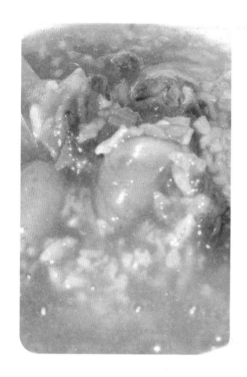

河虾鸭肉粥

材料 / 洋鸭肉200克，河虾70克，大米80克，料酒、生抽、姜丝、盐、葱各适量。

做法 / 1.洋鸭肉切块，用料酒、生抽腌渍，入锅煲好；河虾入锅稍煸捞出；大米淘净。2.锅中注水，下入大米大火煮沸，入姜丝、河虾，转中火熬煮至米粒开花。3.洋鸭肉连汁入锅，改小火煲熟，加盐调味，撒上葱花。

功能效用 / 鸭肉、河虾与大米合熬粥，有养血固精、养心安神的功效。

姜片海参炖鸡汤

材料 / 海参3只，鸡腿1只，姜1段，盐2小匙。

做法 / 1.鸡肉汆烫，捞起；姜切片。2.海参处理干净，切块，汆烫，捞起。3.煮锅加6碗水煮开，加入所有材料煮沸，转小火炖约20分钟，加入海参续炖5分钟，加盐调味即成。

功能效用 / 本品具有养血润燥、益气补虚的功效，可改善更年期女性精血亏虚、月经不调、失眠健忘等症状。

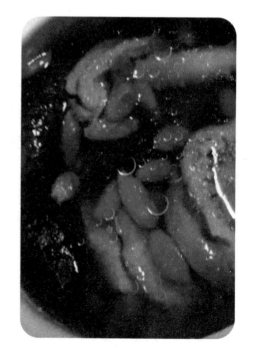

第七章

男科

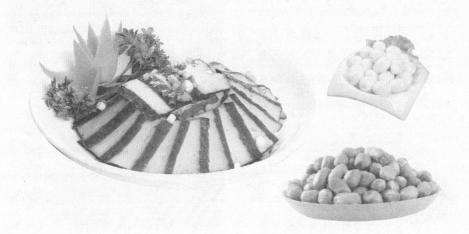

阳痿

阳痿，是指男性在有性欲需求时，阴茎并不能勃起、勃起不坚或坚而不久，或虽有勃起且有一定硬度，却不能保持性交的足够时间，又或阴茎根本无法插入阴道，不能完成正常性生活。

阳痿又分为器质性和功能性阳痿。器质性阳痿较为少见，治愈难度大。功能性阳痿较多见，治愈率较高。功能性阳痿是由紧张、焦虑、性生活过度等精神因素，内分泌病变，泌尿生殖器官病变以及慢性疲劳等原因造成的。中医将阳痿称为"阳事不举"，多由虚损、惊恐及湿热等原因致使宗筋弛纵所致。

食疗大全

细辛枸杞粥

材料／细辛 15 克，枸杞子 10 克，大米 50 克，葱花适量。

做法／1.大米洗净；细辛洗净；葱洗净切成葱花。2.锅置火上，倒入清水，放入大米，煮至米粒开花，再加入枸杞子和细辛，转小火熬煮。3.待粥成时加盐，撒上葱花。

功能效用／此粥可解热、利尿、祛痰、镇痛。能调理虚劳津亏、腰膝酸痛、眩晕耳鸣、内热消渴、血虚萎黄、目昏不明等症。

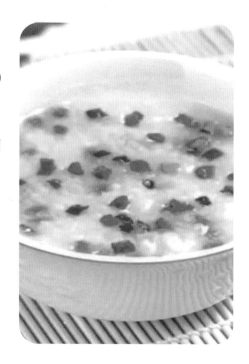

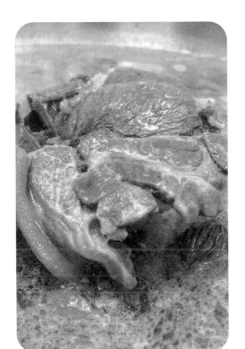

五香狗肉汤

材料 / 狗肉 500 克，橘皮、桂皮、小茴香、大料、料酒、姜、酱油、白糖各少许。

做法 / 1.将狗肉洗净，切成小块，入沸水烫后洗净，放砂锅内加水。2.投入橘皮、桂皮、小茴香、大料、姜、料酒、酱油、白糖，用大火烧沸后，改小火煲至狗肉烂熟，呈酱红色即成。

功能效用 / 可补中益气、温肾壮阳，用于调理肾阳不足、腰膝酸软、四肢不温、阳痿不举等症。

龙凤海鲜粥

材料 / 蟹 2 只，虾 50 克，乳鸽 1 只，蚝仔 1 只，冬菜、姜丝、香菜适量。

做法 / 1.蟹宰杀收拾干净，斩块；虾去头尾洗净；乳鸽宰杀洗净斩块；蚝仔洗净；米淘洗干净备用。2.砂锅中注水烧开，放入米煲成粥，加入蟹、乳鸽煮开，煲 8 分钟。3.放入冬菜、姜丝、虾、蚝仔、香菜，稍煮即可。

功能效用 / 此粥有补气血、益精血的功效。

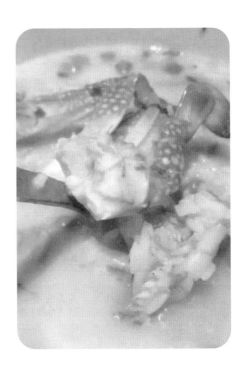

早泄

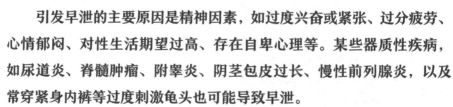

　　早泄，是指男性在性生活时，阴茎勃起后未进入阴道前，或正当进入时以及刚刚进入而尚未完全进入时便已射精，阴茎随之疲软并进入不应期的情况。

　　引发早泄的主要原因是精神因素，如过度兴奋或紧张、过分疲劳、心情郁闷、对性生活期望过高、存在自卑心理等。某些器质性疾病，如尿道炎、脊髓肿瘤、附睾炎、阴茎包皮过长、慢性前列腺炎，以及常穿紧身内裤等过度刺激龟头也可能导致早泄。

食疗大全

北芪枸杞子炖乳鸽

　　材料／北芪30克，枸杞子30克，乳鸽200克，盐适量。

　　做法／1.先将乳鸽去毛及内脏，洗净，斩件；北芪、枸杞子洗净，备用。2.将乳鸽与北芪、枸杞子同放炖盅内，加适量水，隔水炖熟。3.加盐调味即可。

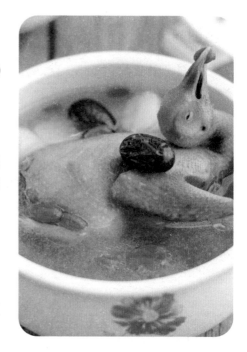

　　功能效用／本品可补心益脾、固摄精气，对遗精、早泄、滑精、腰膝酸软有食疗作用。

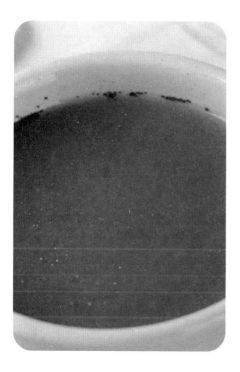

韭菜汁

材料／韭菜籽8克，韭菜、芹菜各100克，苹果1个，水100毫升，柠檬汁少许。

做法／1.将苹果洗净，去皮，去核；韭菜洗净切段；韭菜籽洗净备用；芹菜洗净，摘掉叶子，以适当大小切块。2.将韭菜籽、韭菜、芹菜、苹果、水、柠檬汁放入榨汁机搅打成汁。3.滤出果肉即可。

功能效用／本品具有补肾壮阳、降低血压的作用，可用于调理肾虚型遗精、早泄等症。

苁蓉羊肉粥

材料／肉苁蓉30克，羊肉200克，粳米、葱白、生姜、食盐各适量。

做法／1.煎煮肉苁蓉，取汁去渣。2.粳米、羊肉同药汁共煮。3.粥将熟时加入盐、生姜、葱白。

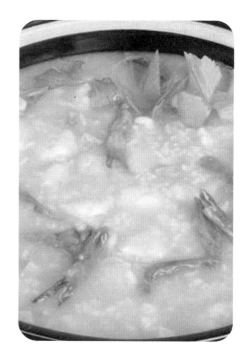

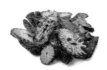

功能效用／肉苁蓉能补肾壮阳、填精益髓、润肠通便、延缓衰老。其与甘温能益气补虚、温中暖下的羊肉合煮为粥，有增强补肾益精的功效。

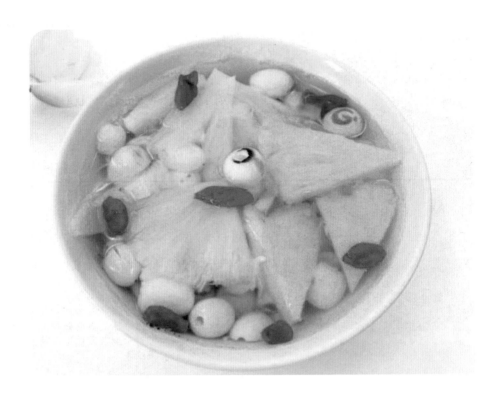

莲子菠萝羹

材料/莲子100克，菠萝1个，糖水100克，白糖25克，葱花适量。

做法/1.锅置火上，加清水150毫升，放入白糖烧开。2.莲子泡发洗净，入糖水锅内煮5分钟，糖水晾凉，捞出莲子，将糖水入冰箱冰镇。3.菠萝去皮洗净切成小丁，与莲子一同装入小碗内，浇上冰镇糖水，撒上葱花。

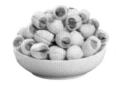

功能效用/本品具有涩精止遗、养心安神等功效，能调理滑精早泄、失眠等症。

遗精

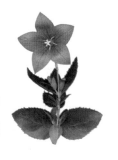

遗精，指的是在不发生性交的情况下，精液自行泄出的一种生理现象。但值得注意的是，遗精现象存在着生理性和病理性的差别。

生理性遗精是正常现象，常发生于青壮年、未婚或婚后分居。青壮年身体健康，精力充沛，睾丸不断分泌大量的雄性激素，促使产生大量精子、精浆，当精液达到饱和状态时便会自行排出。病理性遗精主要是由身体虚弱、纵欲过度、饮酒无度、长期吸烟、过食肥甘等因素导致。

食疗大全

牛筋三蔬粥

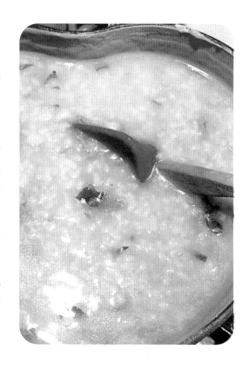

材料 / 水发牛蹄筋、糯米各100克，胡萝卜、玉米粒、豌豆各20克。

做法 / 1.胡萝卜洗净，切丁；糯米洗净；玉米粒、豌豆洗净；牛蹄筋洗净炖好切条。2.糯米放入锅中，加适量清水，以大火烧沸，下入牛蹄筋、玉米、豌豆、胡萝卜，转中火熬煮；改小火，熬煮至粥稠且冒气泡，调入盐、味精即可。

功能效用 / 牛蹄筋有强筋壮骨之功效。豌豆能益中气、止泻痢、利小便。胡萝卜能健脾消食、补肝明目、降气止咳。此粥能强筋壮骨、补肾止遗。

作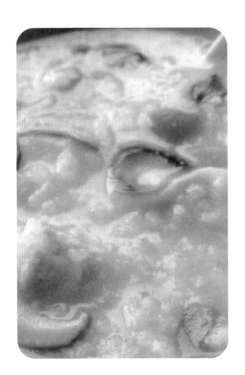

鸭肉菇杞粥

材料 / 鸭肉 80 克，冬菇 30 克，枸杞子 10 克，大米 120 克，葱花适量。

做法 / 1.大米淘净，冬菇洗净切片；枸杞子洗净；鸭肉洗净切块，用料酒、生抽腌制。2.油锅烧热，放入鸭肉过油盛出；锅加清水，放入大米大火煮沸，下入冬菇、枸杞子，转中火熬煮至米粒开花。3.下入鸭肉，将粥熬煮至浓稠，调入盐、味精，撒上葱花。

功能效用 / 鸭肉有滋补、养胃、补肾、除痨热骨蒸、消水肿、止热痢、止咳化痰的功效。冬菇有补肝肾、健脾胃之功效。此粥能滋补肝肾、涩精止遗。

枸杞鸽粥

材料 / 枸杞子 50 克，黄芪 30 克，乳鸽 1 只，大米 80 克，料酒、生抽适量。

做法 / 1.枸杞子、黄芪洗净；大米淘净；鸽子洗净斩块，用料酒、生抽腌制，炖好。2.大米放入锅中，加适量清水，大火煮沸，下入枸杞子、黄芪；中火熬煮至米粒开花。3.下入鸽肉熬煮成粥，调味，撒上葱花即可。

功能效用 / 枸杞子、黄芪与鸽肉合熬为粥，能补益肝肾、涩精止遗。

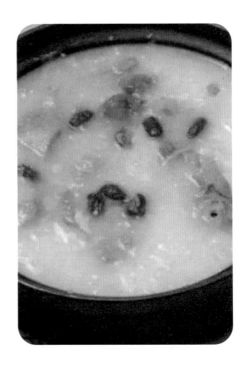

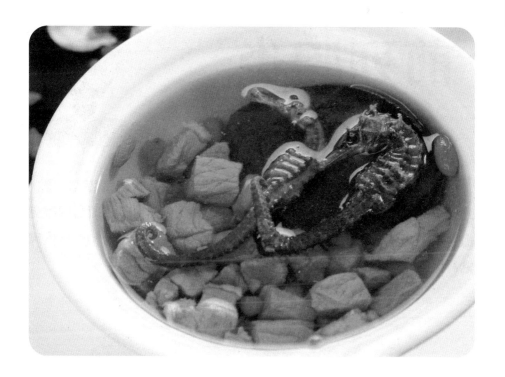

海马汤

材料 / 海马 2 只，枸杞子 15 克，红枣 5 颗，生姜 2 片。

做法 / 1.将枸杞子、红枣均洗净；枸杞子用冷水泡发。2.海马泡发洗净。3.所有材料加水煎煮 30 分钟即可。

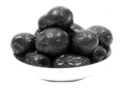

功能效用 / 本品具有温阳益气、补肾滋阴等功效，可改善阳痿遗精、腰膝酸软等症状。

前列腺炎

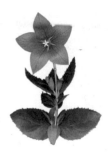

前列腺炎主要由前列腺特异性和非特异感染所致而引发的局部或全身症状。

按照病程分，可将前列腺炎分为急性前列腺炎和慢性前列腺炎。急性前列腺炎由致病菌侵入前列腺所致，慢性前列腺炎多因前列腺充血、尿液化学物质刺激、病原微生物感染、不良心理因素和免疫性因素产生。

食疗大全

五子下水汤

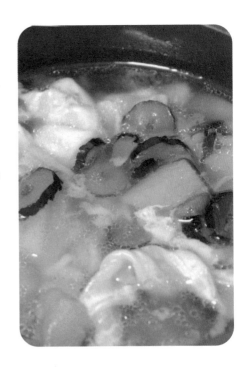

材料／地肤子、覆盆子、车前子、菟丝子、栀子各10克，鸡内脏1份，姜丝、葱丝、盐各适量。

做法／1.将鸡内脏洗净，切片。2.将所有药材洗净放入棉布袋内扎好，放入锅中，加水以大火煮沸，转小火煮20分钟。3.捞弃棉布袋，转中火，放入所有食材，待汤再开，加盐调味即可。

功能效用／可补肾利尿、消炎止痛。

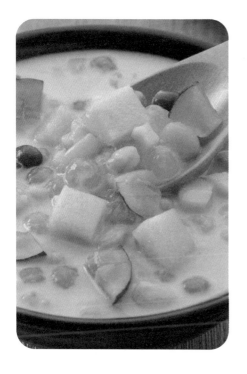

椰汁薏苡仁羹

材料 / 薏苡仁80克，椰汁50克，玉米粒、胡萝卜、豌豆各15克，冰糖及葱花适量。

做法 / 1.薏苡仁洗净；玉米粒、豌豆洗净；胡萝卜洗净，切丁。2.锅置火上，注入水，加入薏苡仁煮至米粒开花，加入玉米粒、胡萝卜、豌豆。3.煮至米粒软烂时，加入冰糖煮至溶化，待凉时，加入椰汁，撒上葱花即可。

功能效用 / 此品可健脾渗湿、清热排脓。

灯心草雪梨汤

材料 / 灯心草15克，雪梨1个，冰糖适量。

做法 / 1.将雪梨洗净，去皮、核，切块；灯心草洗净备用。2.锅内加适量水，放入灯心草，小火煎沸。3.煎约20分钟后，加入雪梨块、冰糖，再煮沸即成。

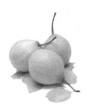

功能效用 / 可清热滋阴、利水通淋。用于前列腺炎伴阴虚口干舌燥、小便短赤等症的辅助治疗。

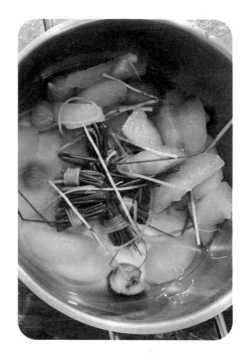

前列腺增生

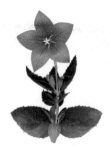

前列腺增生，俗称前列腺肥大症，主要因为人体内雄激素与雌激素的平衡失调导致的一种前列腺的良性病变。

前列腺是位于膀胱与原生殖膈之间，尿道从前列腺体中间穿过。前列腺增生的主要原因是男性性腺内分泌紊乱，但具体机制尚不明确。前列腺增生患者要及时治疗，以免诱发其他生殖系统疾病。

食疗大全

绿豆茯苓薏苡仁粥

材料／绿豆 200 克，薏苡仁 200 克，土茯苓 15 克，冰糖 10 克。

做法／1. 绿豆、薏苡仁淘净，盛入锅中，加 6 碗水。2. 土茯苓碎成小片，放入锅中，以大火煮开，转小火续煮 30 分钟。3. 加冰糖煮融即可。

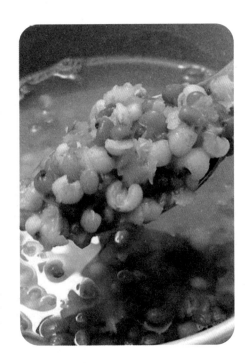

功能效用／土茯苓有解毒除湿的功效，可以用于膀胱湿热、淋浊、小便频繁涩痛的治疗。

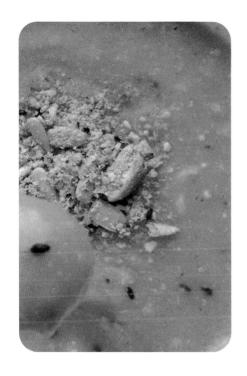

油茶面

材料／面粉50克，花生仁20克，黑芝麻10克，白糖5克。

做法／1.花生仁洗净，碾成碎末。2.锅烧热，放入面粉、花生、黑芝麻翻炒至两面微黄。3.盛出放入碗中，倒入少许开水，调匀，调入白糖即可。

功能效用／黑芝麻含大量的"木脂素"成分。它是一种植物雌激素，可抑制前列腺组织的增生。

韭菜绿豆芽

材料／韭菜100克，绿豆芽250克，葱丝、姜丝、盐、味精、香油各适量。

做法／1.豆芽洗净；韭菜择洗净，切段。2.锅中加油烧热后下入葱丝、姜丝爆香，再放入绿豆芽煸炒几下。3.下入韭菜段翻炒均匀，加盐、味精、香油调味即成。

功能效用／绿豆芽含有丰富的蛋白质、脂肪及B族维生素，可以起到补肾、利尿、消肿、滋阴壮阳等功效。

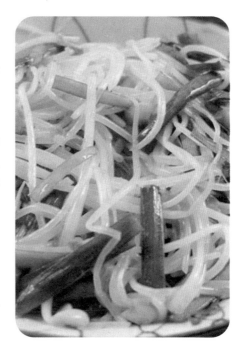

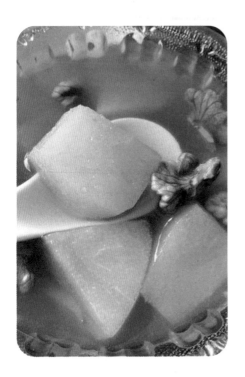

核桃冰糖炖梨

材料／核桃仁30克，梨150克，冰糖30克。

做法／1.梨洗净，去皮，切块；核桃仁洗净。2.将梨块、核桃仁放入煲中，加入适量清水，用小火煲30分钟。3.下入冰糖调味即可。

功能效用／梨有润肺、养肾的功效，尤其是干燥的气候最易伤肺，而肺气损伤又会引起胃气下降等问题，此时可以在饮食中加入梨。

知母玄参茶

材料／知母10克，玄参10克，清水400毫升，冰糖适量。

做法／1.知母、玄参用清水洗干净。2.全部材料加水400毫升（约2碗清水）煮成200毫升，取汁去渣加入适量冰糖搅匀即可饮用。

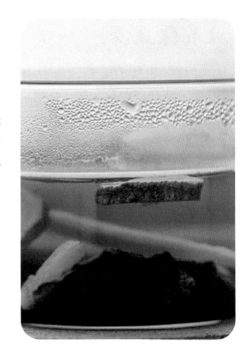

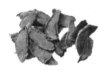

功能效用／玄参性微寒，归肺、胃、肾经。有清热凉血、泻火解毒的功效。知母能润肾燥而退骨蒸，可用于调理慢性前列腺炎。

第八章

五官科

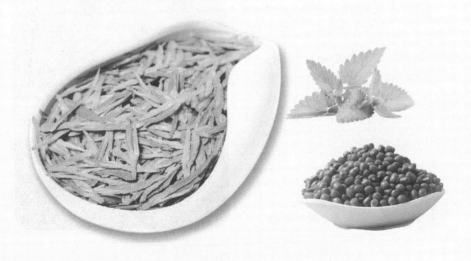

口腔溃疡

口腔溃疡，又称为"口疮"，是指在口腔黏膜上的浅表性溃疡，大小可从米粒至黄豆大小，形状成圆形或卵圆形，溃疡面为凹形，周围充血，可因刺激性食物引发疼痛，一般一至两个星期便可自愈。口腔溃疡成周期性反复发生，医学上称"复发性口腔溃疡"。可一年发病数次，也可以一个月发病几次，甚至新旧病变交替出现。口腔溃疡诱因比较多，可能是局部创伤、精神紧张、药物、食物、激素水平改变及维生素和微量元素缺乏。

食疗大全

土茯苓绿豆老鸭汤

材料/土茯苓20克，陈皮3克，老鸭500克，绿豆200克，盐少许。

做法/1.先将老鸭洗净，斩件，备用。2.土茯苓、绿豆和陈皮用清水浸透，洗干净备用。3.瓦煲内加入适量清水，先用大火烧开，然后放入土茯苓、绿豆、陈皮和老鸭，待水再开，改用小火继续煲3小时左右，加盐调味即可。

功能效用/此品可清热解毒、利尿祛湿。

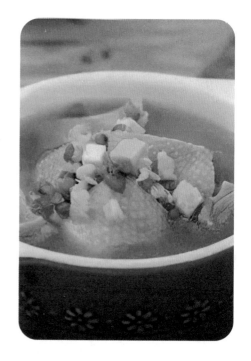

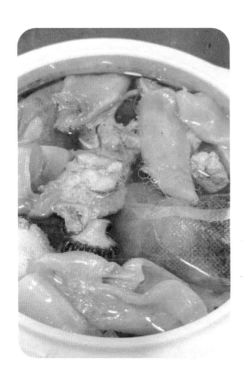

石斛炖鲜鲍

材料／鲜鲍鱼3只，石斛10克，生地10克，龙骨40克，盐5克，味精3克，生姜2片，高汤200克。

做法／1.鲍鱼去内脏，洗净，龙骨与鲍鱼入沸水中氽烫，捞出洗净，放入炖盅内。2.注入200克高汤，放入洗净的石斛及生地、生姜片炖3小时。3.用勺将汤表面的油渍捞出，加入盐、味精调味即可。

功能效用／此品可清热解毒、凉血生津。

麦冬竹叶茶

材料／麦冬15克，淡竹叶10克，绿茶3克，沸水适量。

做法／1.将麦冬、淡竹叶洗净，和绿茶三者混合放进杯内。2.往杯内加入600毫升左右的沸水。3.然后盖上杯盖焖20分钟，滤去渣后即可饮用。

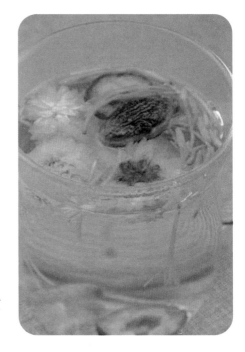

功能效用／可滋阴润肺、生津止渴。用于口腔溃疡伴口干咽燥、尿黄便秘等症者。

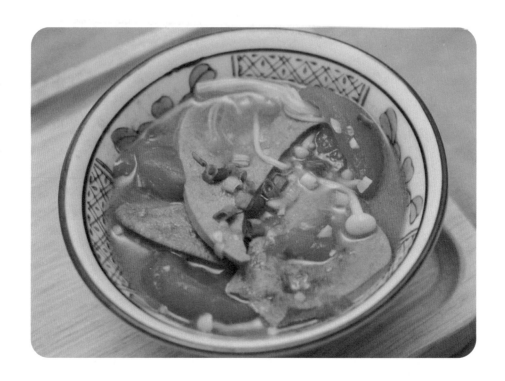

西红柿猪肝汤

材料／猪肝150克，金针菇50克，西红柿1个，盐、酱油各5克，味精3克。

做法／1.猪肝洗净切片；西红柿入沸水中稍烫，去皮，切块；金针菇洗净。2.将切好的猪肝入沸水中汆去血水。3.锅上火，加入油，下猪肝、金针菇、西红柿，加入适量清水煮10分钟，调入盐、酱油、味精即可。

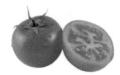

功能效用／此汤可凉血平肝、健脾降压、清热利尿。对肝血亏虚引起的两目干涩、目赤肿痛、口腔溃疡、口舌生疮有食疗作用。

鼻炎

　　鼻炎指的是鼻黏膜或黏膜下组织因病菌感染、病毒感染、刺激物刺激等，导致鼻黏膜或黏膜下组织受损，而引起的急性或慢性炎症。鼻炎大多是由于着凉感冒引起的。鼻炎患者要加强锻炼，增强抵抗力，比如晨跑、游泳、冷水浴、冷水洗脸等都可增强体质，提高人体对寒冷的耐受力。避免睡眠不足、过度疲劳、受凉、饮酒、吸烟等，这些因素能使人体抵抗力下降，造成鼻黏膜调节功能变差，使病毒乘虚而入而导致发病。

食疗大全

翠玉蒸饺

材料 / 菠菜500克，面粉500克，素肉750克，盐1克，味精1克，胡椒粉少许，香麻油少许。

　　做法 / 1.菠菜榨汁和面粉搅和在一起，搓成淡绿色面团，素肉剁碎，加入调味料拌成馅。2.把面团搓成条，擀成水饺皮形状，包入素肉馅，捏成花饺子形状。3.上笼用大火蒸熟即可。

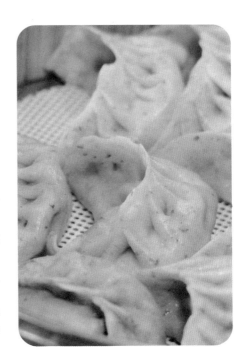

功能效用 / 菠菜含有丰富的维生素C、胡萝卜素、蛋白质，以及铁、钙、磷等矿物质，过敏性鼻炎患者多食有好处。

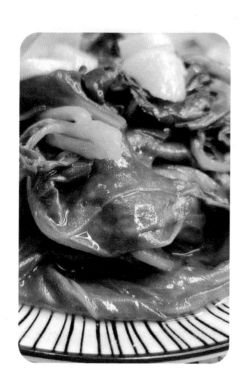

蒜蓉木耳菜

材料 / 木耳菜300克，蒜3粒，油8毫升，香油5毫升，盐适量，味精适量。

做法 / 1.将木耳菜洗净后，去掉根部；蒜洗净切成片。2.锅内放入少许油，将蒜炒香。3.放入木耳菜翻炒几下，再放入盐、味精，炒匀后，淋入香油，起锅装盘即可。

功能效用 / 木耳菜有清热解毒、滑肠凉血的功效，可用于调理过敏性症状。

香椿拌豆腐

材料 / 老豆腐150克，鲜香椿50克，盐5克，味精2克，香油50毫升，葱油3毫升。

做法 / 1.豆腐洗净，切丁；香椿洗净，切末。2.锅中注入水烧开，分别放入豆腐和香椿烫一下，捞出沥干水分。3.将备好的豆腐和香椿摆入盘中，调入调味料拌匀，即可食用。

功能效用 / 豆腐有益气和中、生津润燥、清热解毒的功效。

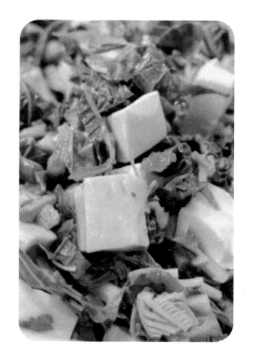

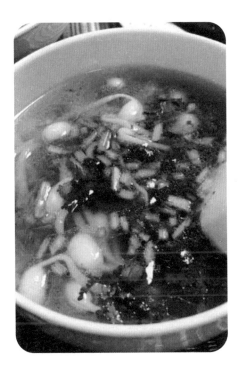

香菜黄豆汤

材料 / 香菜 150 克，黄豆 200 克，姜 3 克，加盐 5 克调味。

做法 / 1.取新鲜香菜择洗净，切成小段；姜切片。2.黄豆洗净，加适量水先煮 15 分钟。3. 15 分钟后加入香菜段、姜片再煮 10 分钟，调入盐即可。

功能效用 / 此汤对过敏性鼻炎、遇冷流清涕、打喷嚏有不错的缓解效果。

决明山楂茶

材料 / 决明子、山楂、菊花各 10 克，冰糖适量，清水 500 毫升。

做法 / 1.决明子、山楂冲净，与 500 毫升水同煮约 10 分钟。2.磁杯以热水烫过，放入菊花，将山楂、决明子煮的水倒入杯中，待菊花泡开，加入冰糖即可饮用。

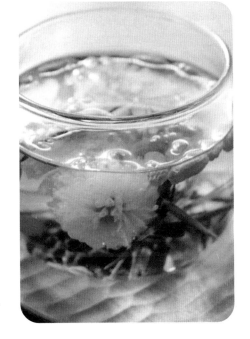

功能效用 / 此茶能清热解毒、清肝明目、镇定安神。

耳鸣耳聋

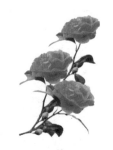

　　耳鸣和耳聋是耳部疾病的常见症状。耳鸣是指病人自觉耳内鸣响，如闻蝉声，或如潮声。耳聋指的是不同程度的听觉减退，甚至丧失。耳鸣可伴有耳聋，耳聋可由耳鸣发展而来。西医的耳科病变（如中耳炎）、多急性热性传染病（如流行性感冒）、颅内病变（如脑肿瘤）、药物中毒，以及高血压、贫血、神经衰弱等疾病，均可引发耳鸣、耳聋。

食疗大全

肾气乌鸡汤

　　材料／熟地、淮山各 15 克，山茱萸、牡丹皮、茯苓、泽泻各 10 克，牛膝 8 克，乌鸡腿 1 只。

　　做法／1.将乌鸡腿洗净，剁块，放入沸水中氽烫，去掉血水。2.将乌鸡腿及所有的药材放入煮锅中，加适量水至盖过所有的材料。3.以大火煮沸，然后转小火续煮 40 分钟左右，调入盐即可。可只取汤汁饮用。

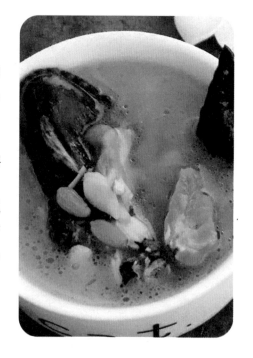

　　功能效用／此品可滋阴补肾、温中健脾。

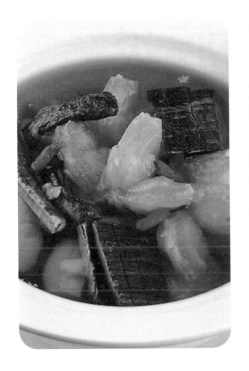

杜仲牛肉

材料／杜仲20克，枸杞子15克，牛肉500克，绍酒2汤匙，姜片、葱段各少许，鸡汤2大碗。

做法／1.牛肉洗净，切片，氽烫，去血水。2.杜仲和枸杞子用水冲洗一下，然后和牛肉、姜片、葱段、鸡汤一起放入锅中，加适量水，用大火煮沸后，转小火将牛肉煮至熟烂。3.起锅前拣去杜仲、姜片和葱段，加盐调味即可。

功能效用／可补肝肾、强筋骨、聪耳明目。

牛膝猪腰汤

材料／韭菜籽100克，鲜田七50克，续断10克，牛膝15克，猪腰300克，盐、味精、葱末、姜末、米醋各适量。

做法／1.将猪腰洗净，切片，氽水。2.田七择洗净；韭菜籽、续断、牛膝洗净备用。3.净锅上火倒入油，将葱、姜炝香，倒入水，调入盐、味精、米醋，放入所有原料，小火煲熟。

功能效用／可补益肝肾、强筋健骨。

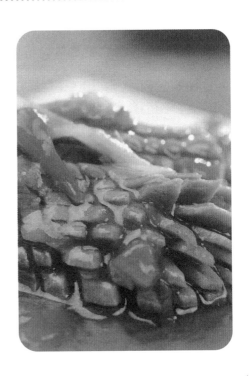

流行性结膜炎

俗称"红眼病"，属于季节性传染病，常发于夏、秋季，传染性极强，常可暴发流行。红眼病大多双眼先后发病，患病早期，病人感到双眼发烫、烧灼，自觉眼睛磨痛，眼红，像进入沙子般地疼痛难忍，紧接着眼皮红肿、眼屎多、流泪、怕光。早晨起床时，眼皮常被分泌物粘住，不易睁开。有的病人结膜上出现小出血点或出血斑，分泌物呈脓性，严重的可伴有头痛、发热、疲劳、耳前淋巴结肿大等症状。

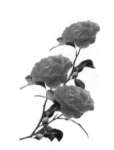

食疗大全

板蓝根丝瓜汤

材料 / 板蓝根20克，丝瓜250克，盐适量，清水200毫升。

做法 / 1.将板蓝根洗净；丝瓜洗净，连皮切片，备用。2.砂锅内加水适量，放入板蓝根、丝瓜片。3.大火烧沸，再改用小火煮15分钟至熟，去渣，加入盐调味即可。

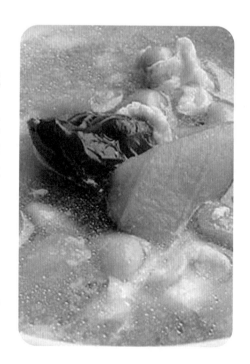

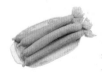

功能效用 / 本品能清热解毒、泻火明目，对流感、流行性结膜炎、流脑、粉刺、瘙痒等症有食疗作用。

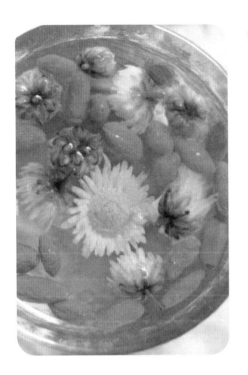

枸杞子菊花茶

材料／白菊花10克，枸杞子15克，薄荷5克，白开水1杯。

做法／1.将菊花、枸杞子、薄荷洗净备用，2.将上述3味药放入保温杯中，用沸水冲泡，3.加盖焖10~15分钟即可。

功能效用／本品能清热泻火、滋阴明目，对结膜炎、白内障、高血压病等有食疗作用。

菊花枸杞子绿豆汤

材料／枸杞子10克，干菊花8克，绿豆120克，高汤适量，红糖8克。

做法／1.将绿豆淘洗干净；枸杞子、干菊花用温水洗净备用。2.净锅上火倒入高汤烧开，下入绿豆煮至快熟时，再下入枸杞子、干菊花煲至熟透。3.最后调入红糖搅匀即可。

小贴士／烹制绿豆前可先将其放入水中浸泡2~3小时，可减少其煮熟时间。可煮食、炖汤、研磨成粉等，还可制成绿豆糕等食物。不可生食。

功能效用／可清热解毒、养肝明目。适用于流脑、急性结膜炎，症见头痛、眩晕、目赤等。

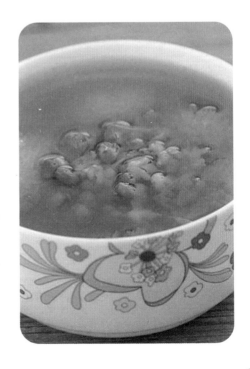

夜盲症

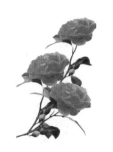

　　夜盲也称"昼视""月光盲""雀目"，这是一种夜间视力失常的疾病，对弱光敏感度下降，暗适应时间延长的重症表现。先天性夜盲症大多发生于近亲结婚之子女，以 10~20 岁发病较多，常双眼发病，男性发病率高于女性发病率。夜盲症为视网膜的视杆细胞功能紊乱而引起的暗适应障碍。在光的作用下，视杆细胞内的视紫红质漂白，分解为全反式视黄醛和视蛋白。凡是影响足量的维生素 A 供应，正常的杆体细胞功能及视网膜色素上皮功能等阻碍视紫红质光化学循环的一切因素，皆可导致夜盲。夜盲症患者应尽量避免夜间开车，天气状况不好的白天也应尽量避免。如要开车，要保持前灯的干净，以增加患者在夜间的可见度；在光线不足的白天，应避免佩戴太阳眼镜。服用大量的维生素 A，虽然可在数小时内使状况有所改善，但须在临床医生的指导下使用。

食疗大全

菊花决明饮

　　材料/菊花 10 克，决明子 15 克，白砂糖适量，清水 800 毫升。

　　做法/1.将决明子洗净打碎；菊花洗净。2.将菊花和决明子一同放入锅中，煎水。3.过滤，取汁，加入适量白砂糖即可。

功能效用/可清热解毒、清肝明目、利水通便。可辅助治疗夜盲症、青光眼、白内障、便秘等症。

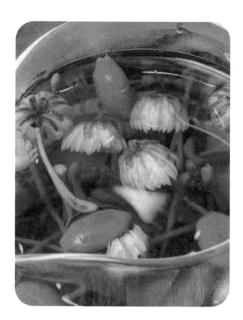

桑麻糖水

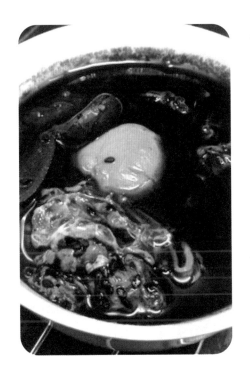

材料／黑芝麻80克，桑叶20克，蜂蜜适量，清水800毫升。

做法／1.桑叶洗净，烘干，研成细末；黑芝麻捣碎。2.锅置大火上，加入水、黑芝麻、桑叶末煎煮40分钟。3.稍凉后加入蜂蜜调味即可饮用。

功能效用／可养肝补肾、滋阴降火。适用于辅助治疗夜盲症、便秘、结膜炎等症。

枸杞子鹌鹑鸡肝汤

材料／鸡肝150克，枸杞子叶10克，鹌鹑蛋150克，盐5克，生姜3片。

做法／1.鸡肝洗净切片，枸杞子叶洗净。2.鹌鹑蛋入锅中煮熟后，剥去蛋壳；生姜去皮、洗净，切片。3.将鹌鹑蛋、鸡肝、枸杞子叶、生姜一起加水煮5分钟，调入盐煮至入味。

功能效用／此汤可滋补肝肾、养血明目。对眼睛干涩、疲劳、视力下降、夜盲症、青光眼有食疗作用。

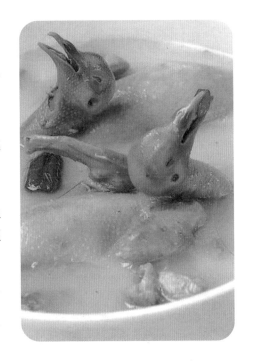

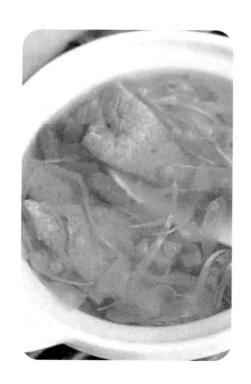

菊花羊肝汤

材料 / 鲜羊肝200克，菊花5克，生姜片、葱花各5克，盐2克，料酒10毫升，胡椒粉、味精各1克。

做法 / 1.鲜羊肝洗净切片，汆水；菊花洗净，浸泡。2.锅内加油烧热，下姜片煸出香味，注水，加入羊肝片、胡椒粉、盐煮至汤沸，下菊花、味精、葱花煲至熟即可。

功能效用 / 此汤可清热祛火、养肝明目。对消除眼睛疲劳、恢复视力有食疗作用。

决明子鸡肝苋菜汤

材料 / 苋菜250克，鸡肝2副，决明子15克，盐2小匙。

做法 /1.苋菜剥取嫩叶和嫩梗，洗净，沥干；鸡肝洗净，切片，去血水后捞出，冲净。2.决明子装入纱布袋扎紧袋口，放入煮锅中，加水1200毫升熬成高汤，捞出药袋。3.在汤中加入苋菜，煮沸后下鸡肝片，加盐调味即可。

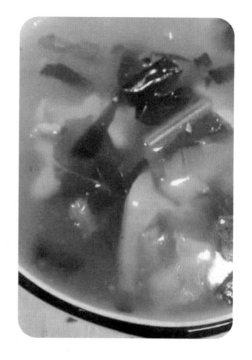

功能效用 / 此汤可清肝明目、疏风止痛。对肝炎、夜盲、风热眼痛等症有食疗作用。

第九章

皮肤科

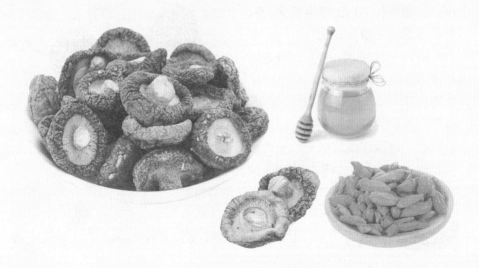

痤疮

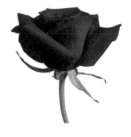

痤疮，俗称青春痘、暗疮、粉刺，是皮肤科常见病、多发病。痤疮自青春期开始发生，好发于面、胸、肩胛等皮脂腺发达部位。表现为黑头粉刺、炎性丘疹、继发性脓疱或囊肿、结节等。多为肺气不宣，兼感风寒、风湿、风热，以致毛窍闭塞，郁久化火致经络不通，痰凝血瘀，生成痤疮。

食疗大全

山药红枣粥

材料／糯米 100 克，山药粉 50 克，薏苡仁 75 克，荸荠粉 25 克，红枣 5 颗，冰糖 20 克。

做法／1. 糯米、薏苡仁淘净，用冷水浸泡 3 小时，捞出，沥干水分；红枣去核，洗净。2. 薏苡仁、糯米、红枣下入锅内熬煮成粥。3. 待糯米软烂时，边搅拌边将山药粉洒入锅内，约煮 20 分钟，将荸荠粉和冰糖入锅搅匀即可。

功能效用／可排毒养颜、祛除青春痘。

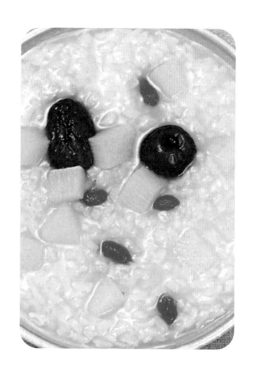

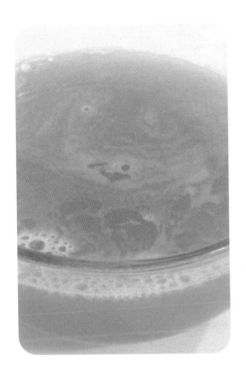

芦荟苹果汁

材料 / 芦荟20克，苹果1个，凉开水50毫升，冰块4块。

做法 / 1.将芦荟洗净后切成小块；苹果洗净，去皮去核，切成小块。2.将芦荟块和苹果块倒入榨汁机中，加入凉开水，搅打成汁。3.杯中放入冰块，将芦荟苹果汁倒入其中即可。

功能效用 / 可消炎除螨、祛除青春痘。

茉莉花鸡粒羹

材料 / 鸡肉150克，鲜香菇150克，茉莉花30朵，蛋清20克，姜1片，盐4克，淀粉10克，色拉油5克，香油3克，冷水适量。

做法 / 1.茉莉花洗净；香菇洗净切丝。2.鸡肉洗净切粒，加盐、淀粉腌渍。3.锅内加入水烧开，下鸡肉粒、香菇丝、盐煮至肉熟，勾芡，下蛋清拌匀，淋入香油，撒上茉莉花。

功能效用 / 可净化肌肤、祛除青春痘。

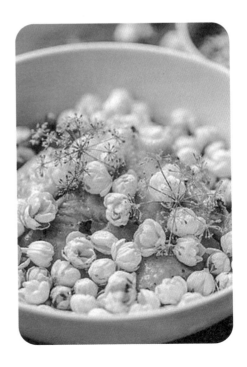

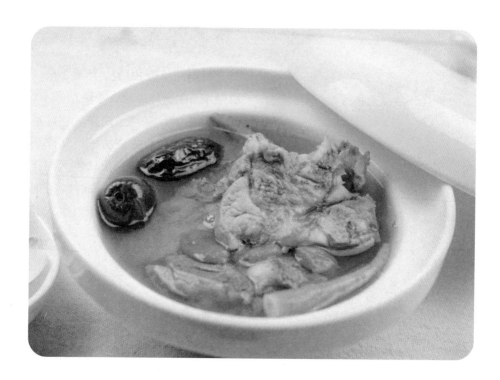

枸杞菊花排骨汤

材料／枸杞、菊花各20克，排骨100克，姜1片，盐少许，冷水适量。

做法／1.将洗净的排骨切成约3厘米大小备用；将枸杞、菊花用冷水洗净。2.放约8碗水烧开，加入排骨、姜及枸杞，大火煮开后改用中火煮约30分钟。3.在汤快煲好前放入菊花，加盐调味即可。

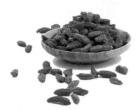

功能效用／可清热、解毒、明目、养颜、祛痘。

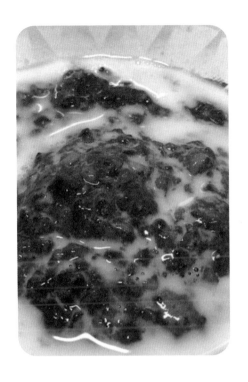

椰汁黑糯米粥

材料 / 黑糯米200克，椰汁120克，冰糖10克，冷水适量。

做法 / 1.黑糯米淘净，放入锅中，加入适量冷水烧沸，然后转小火熬煮约半小时至米粒软烂。2.粥内加入冰糖，继续煮2分钟，待冰糖完全溶化后离火，待糯米粥温度稍降,加入椰汁调匀,即可盛起食用。

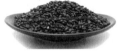

功能效用 / 可补血养颜、美白皮肤、预防青春痘。

甜杏仁羹

材料 / 甜杏仁200克，平菇10个，黑木耳10个，淀粉20克，香油3克，白糖2克，味精1克，盐1.5克，冷水适量。

做法 / 1.平菇、黑木耳洗净，分别撕成瓣；甜杏仁洗净。2.锅中加入水、甜杏仁，煮沸后倒入平菇、黑木耳，再沸时勾芡，加盐、白糖、味精调味，淋上香油，即可盛起食用。

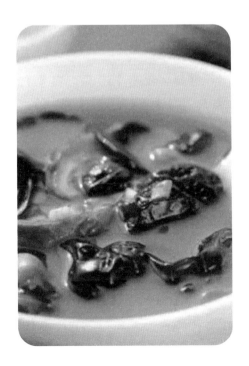

功能效用 / 可清热解毒、祛痘净螨。

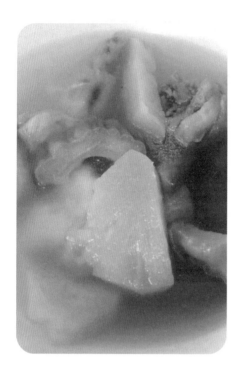

苦瓜菠萝汤

材料 / 苦瓜35克，新鲜菠萝25克，胡萝卜5克，水600毫升，盐适量。

做法 / 1.所有材料洗净，菠萝切薄片；苦瓜去籽、切片；胡萝卜去皮，切片备用。2.将水放入锅中，开中火，将苦瓜、胡萝卜、菠萝入锅煮熟，视情况加入少许盐调味。

功能效用 / 此汤可解毒抗病毒，可治口苦目赤、痈肿疮疖，也可解劳清心、利尿凉血。

白果麦片粥

材料 / 粳米150克，白果仁50克，麦片20克，盐1克，冷水2000毫升。

做法 / 1.粳米洗净；白果仁洗净，浸泡回软。2.锅中加入2000毫升冷水，下入粳米和白果，大火煮沸后，改用小火煮半小时后，用干净纱布包住麦片，放进粥锅里再煮半小时。3.见粥体浓稠时，取出麦片渣包，加盐即可。

功能效用 / 可润肤美白、排毒养颜、祛除青春痘。

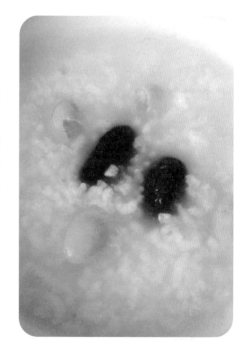

黄褐斑

黄褐斑俗称"妊娠斑""肝斑"，是皮肤黑色素增多而不能及时排出，沉积于面部而引起的一种常见皮肤病。

黄褐斑主要发生在颊部、颧部、颏部、前额和鼻等部位，多为对称分布。黄褐斑的产生与内分泌失调有着密切的关系，女性激素水平异常、月经不调或肝功能不好都可能引发黄褐斑。另外，慢性病、阳光照射、各种电离辐射以及不良的生活习惯也都会引发或加重此病。

食疗大全

银耳美白润颜茶

材料 / 黑木耳、银耳各 10 克，当归、麦冬各 3 克，绿茶 5 克。

做法 / 1.将双耳洗净，泡发后撕成片状。2.将当归切成片状，与麦冬、银耳、黑木耳一起放入锅中，炖煮 20 分钟即可关火。3.加入绿茶焖 5 分钟，滤汁即可饮用。

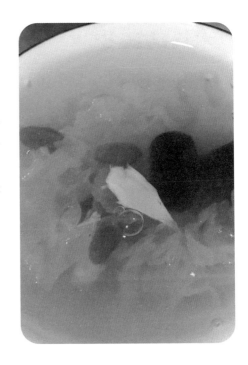

功能效用 / 常饮此茶可以滋润皮肤，并能祛除脸部黄褐斑、雀斑，是一道上乘的美容佳品。

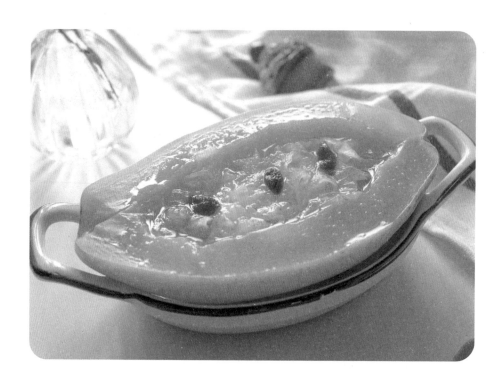

木瓜炖银耳

材料／木瓜1个，银耳100克，瘦肉100克，盐3克，味精1克，糖2克。

做法／1.先将木瓜洗净，去皮切块；银耳泡发，瘦肉切块。2.炖盅中放水，将木瓜、银耳、瘦肉一起放入炖盅，炖制1~2小时。3.炖盅中调入盐、味精、糖拌匀即可。

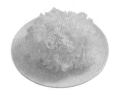

功能效用／此品能祛除脸部黄褐斑、雀斑，能抗皱润肤。

什果西米露

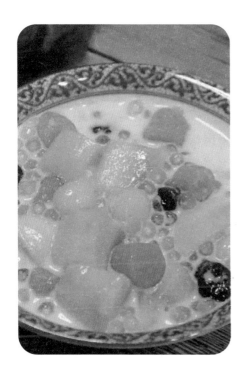

材料／樱桃、木瓜、菠萝、椰肉、猕猴桃各取5克，植物淡奶30克，西瓜60克，可加适量糖或不加任何调味料。

做法／1.木瓜、菠萝肉、椰肉切块；猕猴桃切片。2.西瓜打成泥状。3.以上所有材料加植物淡奶、糖，拌匀后放上猕猴桃片和樱桃即可。

功能效用／该饮品含有大量的B族维生素、维生素C等，并且含钙、磷、锌、锰、铁等元素。

牡蛎粉煮鸽蛋汤

材料／牡蛎粉10克，鸽蛋6个，冰糖15克，冷水3000毫升。

做法／1.将冷水1500毫升放进锅内，将鸽蛋放入，烧沸。煮熟鸽蛋，用漏勺捞起，冷却后剥皮待用；将冰糖打碎成屑，待用。2.在锅内加水1500毫升，投入牡蛎粉烧沸，加入冰糖、鸽蛋即成。

功能效用／可补血养颜、丰肌泽肤、消斑祛色素、补益脾胃、调中固肠。

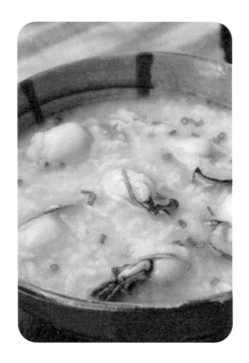

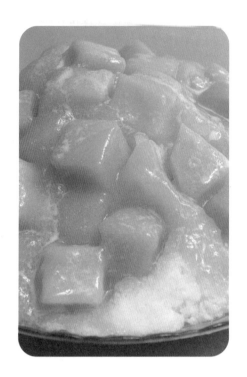

杧果刨冰

材料／杧果2个，刨冰1碗（可用奶味雪糕代替），果糖半杯。

做法／1.杧果洗净、去皮，将果肉切丁，先放在碗内，拌入果糖搅匀。2.刨冰放盘内，放上杧果即成。

功能效用／可清热消暑、护目养颜。

蔬菜沙拉

材料／紫包菜、罐头玉米、黄瓜、青椒、生菜、胡萝卜、圣女果、绿包菜、沙拉酱各适量。

做法／1.生菜洗净，放于碗底；胡萝卜、紫包菜、绿包菜、青椒洗净，切丝，稍烫；黄瓜洗净，切片；圣女果洗净。2.上述食材与玉米放入碗中，淋上沙拉酱即可。

功能效用／此点心含多种营养丰富的蔬菜水果，可补充人体所缺的维生素、微量元素和纤维等，健康可口。

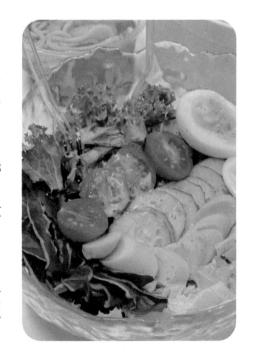

冻疮

冻疮指的是因寒邪侵袭过久，足背、手背、面颊、耳郭等部位出现红肿发凉、瘙痒疼痛，甚至皮肤紫暗、溃烂为主要表现的皮肤疾病。暴露于寒冷、潮湿的环境是发生冻疮的主要因素，多发生于秋、冬季，尤其温带气候地区冬天降温急剧并且环境潮湿时，冻疮较多见。在没有集体供暖的地区最常见。

食疗大全

花椒羊肉汤

材料／当归 20 克，生姜 15 克，羊肉 500 克，花椒 3 克，味精、盐、胡椒各适量。

做法／1. 羊肉洗净，切块。2. 花椒、生姜、当归洗净，和羊肉块一起置入砂锅中。3. 加水煮沸，再用小火炖 1 小时，用味精、盐、胡椒调味即可食用。

功能效用／可暖中补虚、益肾壮阳。适用于阳气虚、怕冷、脾胃虚寒的冻疮患者。

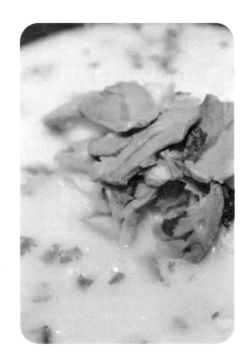

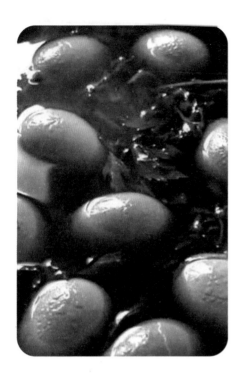

艾叶煮鸡蛋

材料/艾叶20克，新鲜鸡蛋2个，清水1800毫升。

做法/1.将生鸡蛋用清水冲洗干净，备用。2.将艾叶洗净，加水熬煮至变色。3.再将洗净的鸡蛋放入艾水中一起炖煮，约5分钟，待鸡蛋壳变色，将其捞出，即可食用。

功能效用/可理气血、逐寒湿、安胎。可治心腹冷痛、冻疮、痛经、月经不调、胎动不安等症。

当归山楂汤

材料/当归、山楂各15克，红枣10克，清水1500毫升。

做法/1.将红枣泡发，洗净，备用；山楂、当归洗净，备用。2.红枣、当归、山楂一起放入砂锅中。3.加水煮沸，改用小火煮1小时即可食用。

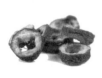

功能效用/可行气活血、温里散寒。可用于冻疮、月经不调、腹部冷痛、痛经等症。

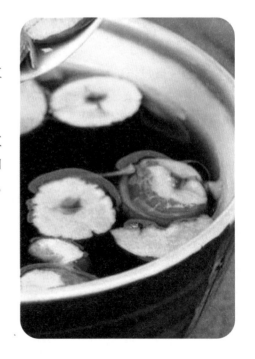

第十章

儿科

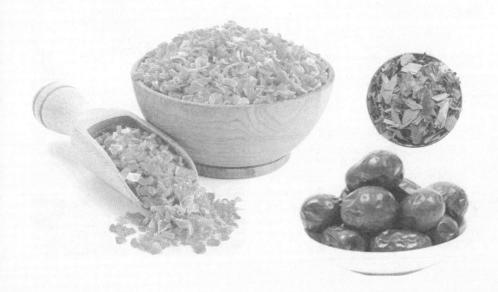

小儿厌食症

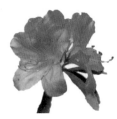

　　小儿厌食症是指以儿童（主要是 3~6 岁）较长期食欲减退或食欲缺乏为主的症状，并非一种独立的疾病。通俗的理解就是食欲好的孩子，到时间就想进餐，视进食为乐事。食欲不好的孩子，厌倦进食，视进食为负担，即使色香味均好的美食，也没有兴趣，这种饮食状态，就叫厌食。如果厌食持续时间较长，则会影响儿童身高、体重的正常增长。

食疗大全

橘皮粥

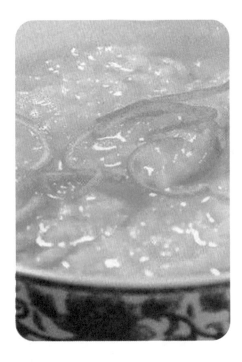

　　材料 / 橘皮 15 克，粳米 50 克，葱花 3 克。

　　做法 / 1. 橘皮研为细末。2. 粳米加水煮粥。3. 粥熟时放入橘皮末稍煮，撒上葱花即可。

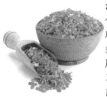

　　功能效用 / 橘皮有理气健脾、燥湿化痰的功效，能治疗由脾胃气滞所致的厌食，与粳米一同煮粥，有顺气健胃、化痰止咳的功效，对治疗脾胃气滞、脘腹胀满、消化不良、食欲不振、恶心呕吐、胸膈满闷等症有良好的疗效。

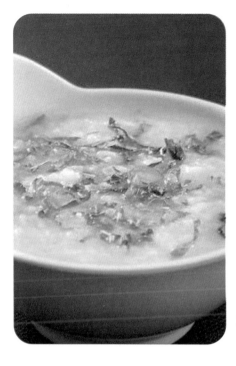

香菜大米粥

材料/ 鲜香菜少许，大米90克，红糖5克。

做法/1.大米洗净；香菜洗净，切成细末。2.锅置火上，注入清水，放入大米用大火煮至米粒绽开。3.放入香菜，改用小火煮至粥浓稠后，加入红糖调味，即可食用。

功能效用/ 香菜有健脾开胃的功效。大米有补中益气、健脾养胃、益精强志、和五脏、通血脉、聪耳明目的功效。香菜与粳米煮粥，有开胃的功效。

毛豆糙米粥

材料/ 毛豆仁30克，糙米80克，盐2克。

做法/1.糙米泡发洗净；毛豆仁洗净。2.锅置火上，倒入清水，放入糙米、毛豆煮开。3.待煮至浓稠状时，调入盐拌匀即可。

功能效用/ 毛豆有健脾宽中、润燥消水、清热解毒、益气的功效。糙米中含有大量纤维素，有减肥、降低胆固醇、通便等功能，有改善肠胃功能、净化血液、预防便秘、减肥及排毒等作用。

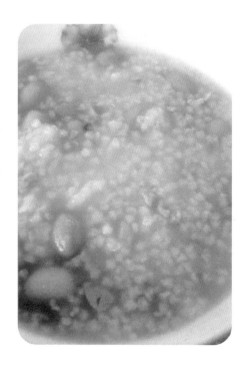

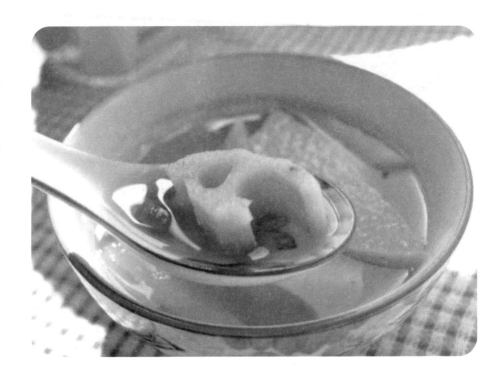

鲜藕雪梨粥

材料 / 莲藕、红枣、雪梨各 20 克，大米 80 克，蜂蜜适量。

做法 / 1.雪梨去皮洗净，切片；红枣去核洗净，莲藕洗净切片；大米洗净备用。2 锅置火上，放入水，大米煮至米粒绽开，放入雪梨、红枣、莲藕。3.用小火煮至粥成，调入蜂蜜即可。

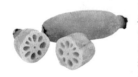

功能效用 / 莲藕有清热凉血、通便止泻、健脾开胃的功效。雪梨能促进食欲，帮助消化，并有利尿通便和解热的作用，可用于高热时补充水分和营养。煮熟的雪梨有助于肾脏排泄尿酸和预防痛风、风湿性关节炎，此粥亦适合小儿厌食症的患儿。

小儿夜啼

婴儿白天可以安静入睡，入夜便啼哭不安、时哭时止，或每夜定时啼哭，甚则通宵达旦，称为夜啼。多发生于新生儿及6个月内的小婴儿。中医认为小儿夜啼常因脾寒、惊骇、心热、食积而发病。

食疗大全

砂仁茯苓粥

材料／砂仁3粒，茯苓6克，粳米150克，清水2000毫升，冰糖适量。

做法／1.将砂仁、茯苓研成细末。2.将粳米洗净，放进锅中，加上细末和适量水。先用大火煮沸，再改用小火煮至粥成，加入冰糖搅匀。3.可定时给小儿喂食。

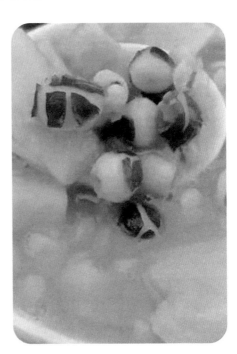

功能效用／可温中和胃、健脾安神，适用于小儿脾胃虚寒夜啼。

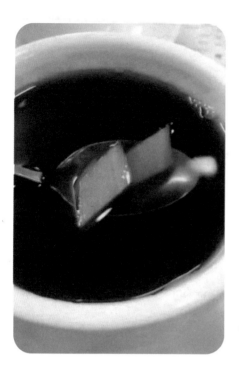

姜糖饮

材料/生姜10克,红糖10克。

做法/1.将生姜去皮,洗净,切片。2.再把生姜放进锅中加适量水,用小火一起煎煮大约半小时。3.最后再加上红糖,搅拌均匀,给小儿喂食即可。

功能效用/可温中散寒,适用于小儿脾胃虚寒夜啼,大便溏泄,腹中冷痛。

清心宁神茶

材料/淡竹叶3克,灯心草1撮,绿茶1克,蝉衣1克,白糖适量。

做法/1.将淡竹叶、灯心草、蝉衣各洗净,备用。2.将所有材料放进锅中,加适量水,用小火煮20分钟煮沸,倒入茶杯中。3.可依个人口味加上白糖调味。

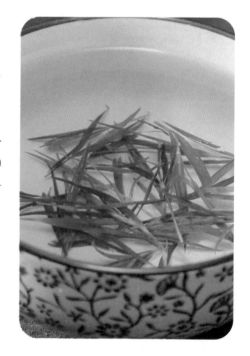

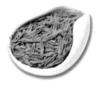

功能效用/可清心安神。主治小儿夜啼、手足心热或午后潮热、口干。

小儿营养不良

营养不良是因为长期摄食不足，一般表现为体重不增或减轻，皮下脂肪逐渐消失，一般顺序为腹、腰部、胸背、双上下肢、面颊部。重者肌肉萎缩、运动功能发育迟缓、智力低下、免疫力差，易患消化不良及各种感染。

蛋白质－热能营养不良、缺铁性贫血、单纯性甲状腺肿和眼干燥症被称为"世界四大营养缺乏病"。

食疗大全

牛奶山药麦片粥

材料／牛奶100克，山药10克，麦片50克，红枣2颗，白糖3克。

做法／1.麦片洗净；红枣洗净；干山药洗净后切成小丁；葱洗净，切花。2.锅置火上，加适量水，放麦片，大火煮开。3.加入山药同煮至浓稠状，再倒入牛奶煮5分钟后，加白糖即可。

功能效用／具有补脾养胃、宁心安神的功效，适用于小儿营养不良者。

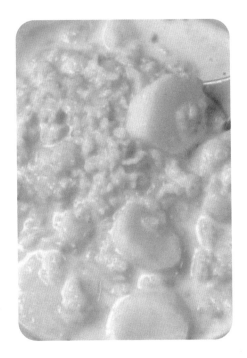

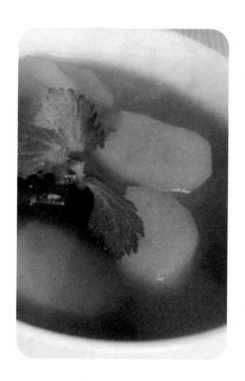

山楂山药茶

材料/山楂10克，山药15克，白糖适量，清水600毫升。

做法/1.将山楂、山药洗净。2.将药材放进锅中，加适量水，用大火煮5分钟。3.加糖，待温即可饮用。

功能效用/本方酸甜可口，可以增加食欲，补脾益气，对小儿营养不良有一定的食疗作用。

红枣带鱼粥

材料/陈皮10克，红枣5颗，糯米、带鱼各50克，香油15克，盐5克。

做法/1.糯米洗净，泡水30分钟；带鱼洗净切块，沥干；红枣泡发洗净；陈皮洗净。2陈皮、红枣、糯米加适量水大火煮开，转用小火煮至成粥。3.加入带鱼煮熟，再拌入香油和盐调味即可。

功能效用/此粥具有养肝补血、行气健脾、增强食欲等功效。

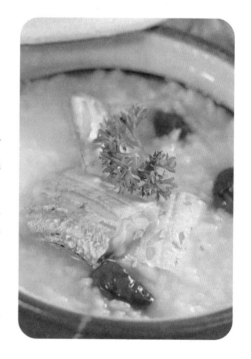

小儿惊风

　　惊风是小儿常见的一种急重病症，又称"惊厥"，俗名"抽风"。惊风指的是中枢神经系统功能紊乱的一种表现，引发的原因多种多样，如高热、脑炎、大脑发育不全、脑膜炎、癫痫、受到惊吓等都可引发小儿惊风。

食疗大全

蝉蜕薄荷茶

　　材料 / 蝉蜕 15 克，薄荷汁 15 毫升，果糖 15 克，冰块适量。

　　做法 / 1.蝉蜕洗净，放入锅内，加水煎汁，去渣取汁，放凉。2.将冰块放入杯内约2/3满。3.加入果糖、薄荷汁、蝉蜕汁，摇匀即可饮用。

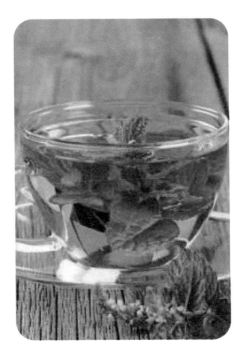

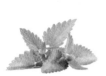

功能效用 / 本品具有熄风止痉、清热安神的功效，适合小儿惊风、夜间啼哭不止、口渴咽干患者饮用。

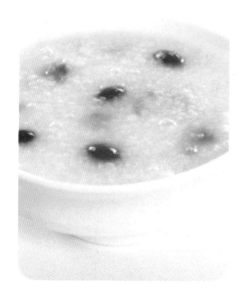

枣仁粳米羹

材料/粳米100克，酸枣仁末15克，白糖适量。

做法/1.将酸枣仁、粳米分别洗净，备用；酸枣仁用刀切成碎末。2.锅中倒入粳米，加水煮至将熟，加入酸枣仁末，搅拌均匀，再煮片刻。3.起锅前，加入白糖调好味即可。

功能效用/本品具有益气镇惊、安神定志的功效，对小儿惊风、夜间啼哭等患者有食疗效果。

天麻炖鹌鹑蛋

材料/天麻片10克，鹌鹑蛋2个，生姜片3克，盐适量。

做法/1.天麻洗净；鹌鹑蛋洗净。2.将天麻片、生姜片和鹌鹑蛋放入炖锅中，加适量清水，以大火煮沸，将鹌鹑蛋捞出剥去蛋壳，再放入锅中改用小火炖至熟烂。3.加入盐调味即可。

功能效用/本品具有补血和血、平肝熄风的功效，可改善小儿惊风、神昏高热、夜啼等症状。

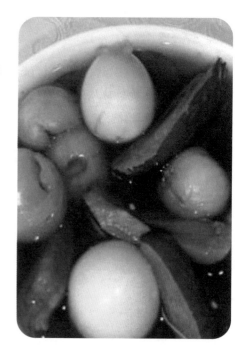

小儿遗尿

小儿遗尿指的是 3 岁后小儿不自主地排尿，发生于夜间熟睡时，多为梦中排尿，尿后并不觉醒。中医认为，遗尿为"虚症"，主要由腹脏虚寒所致，如肾与膀胱气虚，而导致下焦虚寒，不能自己约束小便，或者上焦肺虚，中焦脾虚而成脾肺两虚，固摄不能，小便自遗；虚寒外，还有挟热的一面，肝经郁热，火热挟湿，内迫膀胱，可导致遗尿。

食疗大全

桂圆莲子羹

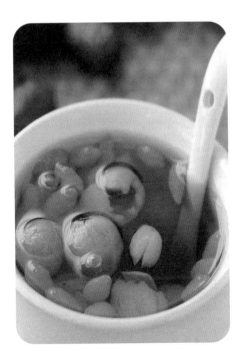

材料 / 桂圆肉 20 克，枸杞子 10 克，莲子 50 克，白糖 10 克。

做法 / 1.将莲子洗净，泡发；枸杞子、桂圆肉均洗净；枸杞子泡发备用。2.锅置火上，注入适量清水后，放入莲子熬煮 30 分钟后，下入枸杞子、桂圆肉。3.煮熟后放入白糖调味，即可食用。

小贴士 / 莲子一定要先用热水泡一阵再烹调，否则硬硬的不好吃，还会延长烹调时间。火锅内加入莲子，有助于均衡营养。若莲子受潮生虫，应立即晒干，热气散尽凉透后再收藏。

功能效用 / 本品具有补血养心、安神除烦、涩精固泻等功效。

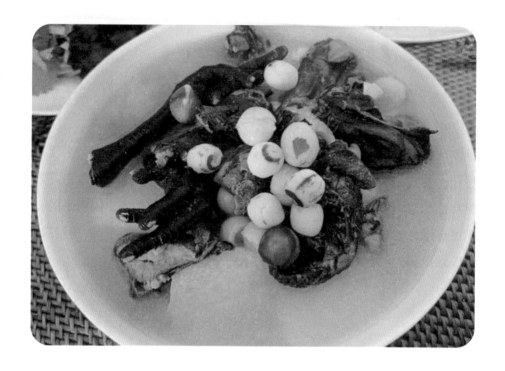

白果莲子乌鸡汤

材料／白果30克，莲子50克，乌鸡腿1只，盐5克。

做法／1.鸡腿洗净、剁块，氽烫后捞出冲净；白果、莲子洗净。2.将鸡腿放入锅中，加水至盖过材料，以大火煮开，转小火煮20分钟。3.加入莲子，续煮15分钟，再加入白果煮开，最后加盐调味即成。

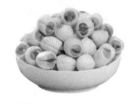

功能效用／可滋阴补肾、缩尿固精、健脾养胃。可用于小儿遗尿、成人遗精、滑泄等症。

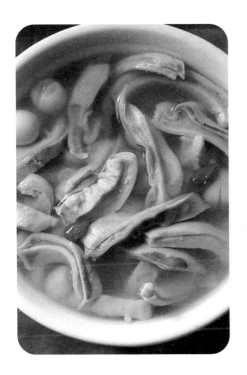

四味猪肚汤

材料／益智仁 10 克，芡实 30 克，淮山、莲子（去心）各 20 克，猪肚 1 具，盐适量。

做法／1.将猪肚洗净，切块；益智仁、芡实、淮山、莲子冲洗干净。2.锅中加水，放入猪肚、益智仁、芡实、淮山、莲子，小火炖熟。3.下盐调味即可。

功能效用／可补益脾肾、缩尿止遗。可用于因脾肾虚弱引起的遗尿、泄泻、盗汗、自汗等症。

薏苡仁猪肠汤

材料／薏苡仁 20 克，猪小肠 120 克，米酒 5 毫升。

做法／1.薏苡仁洗净，用热水泡 1 小时；猪小肠放入开水中余烫至熟，切小段。2.将猪小肠、500 毫升水、薏苡仁放入锅中煮沸，转中火煮 30 分钟。3.食用时倒入米酒即成。

功能效用／本品具有健脾渗湿、除痹止泻的功效，对寒湿痹痛、脾虚泄泻有食疗作用。

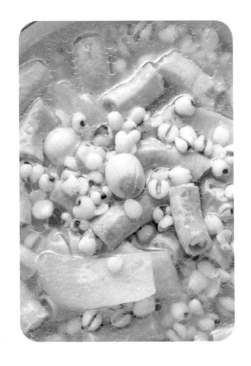

小儿肥胖症

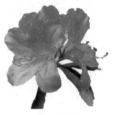

医学上对儿童体重超过按身高计算的平均标准体重 20% 的，即称为小儿肥胖症。超过 20%~29% 为轻度肥胖，超过 30%~49% 是中度肥胖，超过 50% 是重度肥胖。

肥胖症分为两大类：无明显病因称单纯性肥胖症，儿童大多数属此类；有明显病因为继发性肥胖症，由内分泌代谢紊乱、脑部疾病等引起。

食疗大全

八宝高纤饭

材料／糙米、长糯米、黄豆各 10 克，黑糯米 4 克，白米 20 克，大豆、燕麦各 8 克，莲子、薏苡仁、红豆各 5 克，不用调味料。

做法／1.全部材料洗净入锅，加水没过材料，浸泡 1 小时，沥干。2.加入一碗半的水，放入电饭煲煮熟既成。

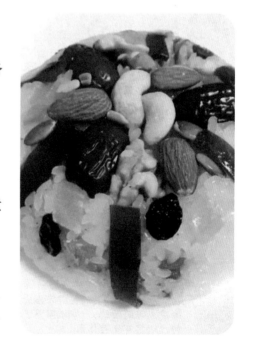

功能效用／这种饭富含纤维素，可以增加饱腹感，降低热量吸收。

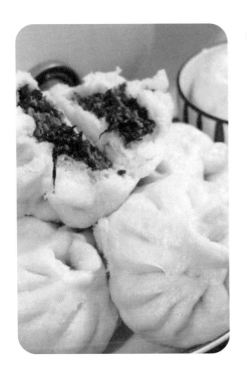

香菇素菜包

材料 / 包子皮 1000 克，油菜 200 克，香菇 200 克，竹笋 100 克，发酵粉 25 克，植物油 200 克，白糖 300 克，盐 1 克，味精 1 克。

做法 / 1. 油菜去老叶，剁成末，挤干水分；香菇、笋泡软切成末，与调味料及油菜和成馅。2. 将包子皮包入馅料，呈圆形花心开口。3. 醒发后上笼蒸，沸水蒸 6 分钟即可。

功能效用 / 竹笋具有低脂肪、多纤维的特点，既能促进肠道蠕动，又助消化。

花菜拌西红柿

材料 / 花菜 300 克，西红柿 2 个，香菜 50 克，白糖 3 克，盐适量，味精少许，香油 5 克。

做法 / 1. 花菜洗净，切成小朵，放在沸水中烫熟。2. 将西红柿洗净去皮，剖开，切成碎块；将香菜去根，洗净，切成小段。3. 将处理好的所有材料放入盘内，撒上盐、白糖、味精，淋上香油，拌匀即可。

功能效用 / 此品含有丰富的食物纤维，食后容易产生饱足感，还会吸附多余脂肪。

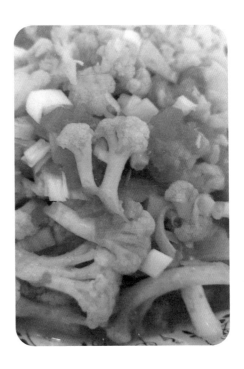

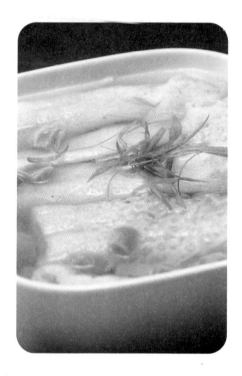

银丝竹荪汤

材料／竹荪 15 克，粉丝 1 把，豆苗 20 克，盐、味精各 1 匙，麻油 1/4 匙。

做法／1. 粉丝用温水泡发，烫熟。2. 竹荪摘除尾端伞组织后，放入滚水中加白醋数滴，煮沸 3 分钟，捞出切段。3. 锅中放素高汤，下调味料煮沸，放入粉丝、竹荪段和豆苗煮滚即成。

功能效用／竹荪能够保护肝脏，减少腹壁脂肪的积存，有"刮油"的作用，从而起到减肥、降血压和降血脂的效果。

红花绿茶饮

材料／红花 5 克，绿茶 5 克。

做法／1. 将红花、绿茶洗净，沥干水分备用。2. 锅置火上加 500 毫升清水烧开。3. 用沸水冲泡，加盖，过滤即可。

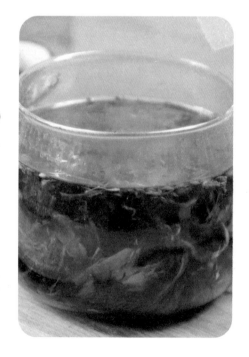

功能效用／此茶可降低血脂、活血化瘀。主治血瘀痰浊型高脂血症、症见身体肥胖、胸闷刺痛。孕妇不能饮用。

第十一章

骨科

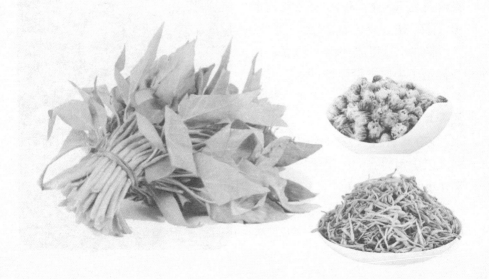

骨质疏松

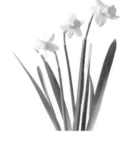

骨质疏松症现已成为世界性的多发病。医学上把骨质疏松症分为两类：原发性骨质疏松症；主要是老年骨质疏松症；继发性骨质疏松症，主要是由其他病症引起，如糖尿病、甲状腺功能亢进等。女性发病率多于男性，发病常见于绝经后妇女和老年人。随着我国老年人口的增加，骨质疏松症发病率处于上升趋势。骨质疏松在我国乃至全球都是一个值得关注的健康问题。

食疗大全

红绿豆花生猪蹄汤

材料 / 赤小豆30克，绿豆50克，花生50克，猪蹄500克，蜜枣3颗，盐3克，姜2片。

做法 / 1.将赤小豆、绿豆、花生浸泡1小时；蜜枣洗净。2.将猪蹄刮净，斩件，洗净，飞水。热锅放姜片，爆炒猪蹄5分钟。3.将冷水2000毫升放入瓦煲内，煮沸后加入以上用料，大火煲滚后改小火煲3小时，加盐即可。

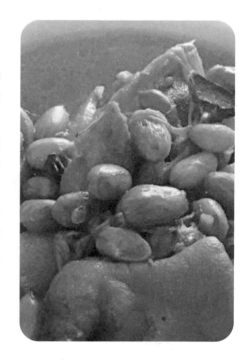

功能效用 / 可补血补钙、益智健身，用于防治骨质疏松。

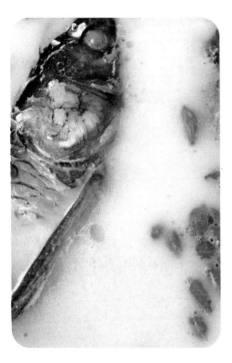

枸杞鱼头汤

材料 / 鱼头1只（500克），白芷10克，枸杞15克，料酒10克，姜片5克，葱段10克，盐3克，味精2克，胡椒粉2克，香油20克，冷水2800毫升。

做法 / 1.鱼头去鳃，洗净；白芷润透，切片；枸杞洗净。2.将鱼头、白芷、枸杞、姜、葱、料酒后放炖锅内，加水，大火烧沸，再用小火炖30分钟，加入调味料调味即成。

功能效用 / 可补肝肾、益精血、强筋健骨。适用于虚赢、恶疮、骨折、骨质疏松等症。

玉米山药粥

材料 / 玉米粉100克，山药50克，冰糖10克，开水适量，冷水1000毫升。

做法 / 1.山药洗净，蒸熟，剥去外皮，切成小丁。2.玉米粉用开水调成厚糊。3.锅内加入约1000毫升冷水，以大火烧沸，用竹筷缓缓拨入玉米糊，再改用小火熬煮10分钟。4.山药丁入锅，与玉米糊同煮成粥，加入冰糖调味。

功能效用 / 可补肝肾、益精血、抗骨折。适用于虚赢、消渴、骨折、骨质疏松等症。

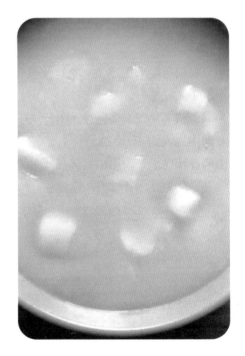

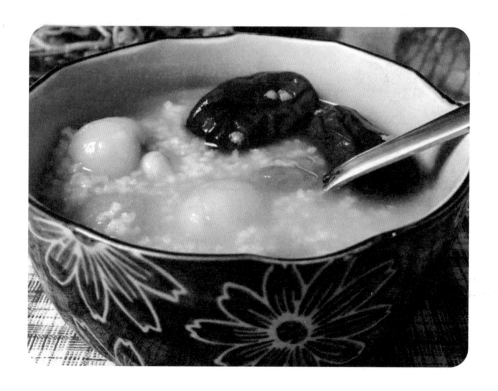

荔枝山药粥

材料 / 粳米 150 克，干荔枝肉 50 克，山药、莲子各 10 克，白糖 15 克，冷水 1500 毫升。

做法 / 1. 粳米淘洗净；山药洗净，去皮，捣成泥；莲子洗净泡软，去心。2. 锅中加入约 1500 毫升冷水，将干荔枝肉和粳米放入，用大火煮沸，下入山药泥和莲子，改用小火熬煮成粥，下入白糖调好味，再稍焖片刻即可。

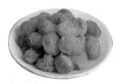

功能效用 / 可舒经活络、强筋健骨。适用于风湿疼痛、虚损、脾弱不运、腰膝酸软等症。

风湿性关节炎

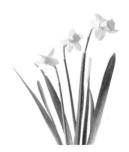

风湿性关节炎，是指由 A 组乙型溶血性链球菌感染所引起的一种常见的慢性结缔或急性组织炎症。

风湿性关节炎是风湿热的主要表现之一，西医对其病因病理至今尚不明确，认为与遗传因素、自身免疫反应有关。风湿性关节炎发病急，多以急性发热及关节疼痛起病，可累及膝、踝、肩、肘、腕等大关节。风湿性关节炎属中医"痹证"范畴，大多因人体正气不足、卫气不固、关节受风寒湿热等外邪侵袭，致使经脉闭阻、气血运行不畅所致。

食疗大全

百合雪梨粥

材料 / 雪梨、百合各 20 克，糯米 90 克，冰糖 20 克，葱花少许。

做法 / 1.雪梨去皮洗净，切小块；百合泡发，洗净；糯米淘洗干净，泡发半小时。2.锅置火注入清水，放入糯米，用大火煮至米粒绽开。3.放入雪梨、百合，改小火煮至粥成，放入冰糖熬，撒上葱花即可。

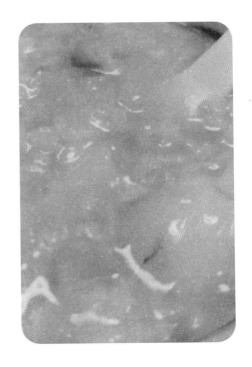

功能效用 / 此粥可调理类风湿关节炎。

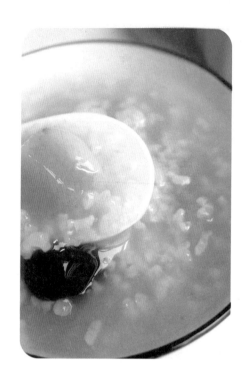

百合南瓜大米粥

材料 / 南瓜、百合各20克，大米90克，盐2克。

做法 / 1.大米洗净；南瓜去皮洗净，切成小块；百合洗净，削去边缘黑色部分备用。2.锅置火上，注入清水，放入大米、南瓜，用大火煮至米粒开花。3.再放入百合，改用小火煮至粥浓稠时，调入盐入味即可。

功能效用 / 百合、南瓜、大米合熬为粥，可以调理风湿肿痛等症。

薏苡仁桑枝水蛇汤

材料 / 桑枝、薏苡仁各30克，水蛇500克，蜜枣3个，盐5克。

做法 / 1.桑枝、薏苡仁、蜜枣洗净。2.水蛇去头、皮、内脏，洗净，汆水，切成段。3.将清水2000毫升放入瓦煲内，煮沸后加入桑枝、薏苡仁、水蛇和蜜枣，大火煲开后，改用小火煲3小时，加盐调味即可。

功能效用 / 可通络止痛、利水渗湿。对于关节肿痛、疼痛走串不定等症有很好的疗效。

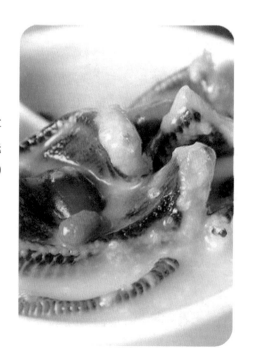

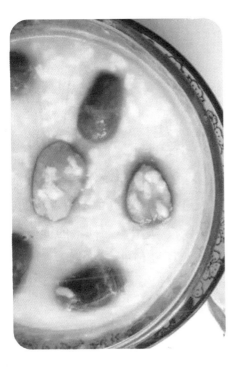

红枣大米粥

材料 / 红枣 20 克，大米 100 克，白糖 5 克，葱花少许。

做法 / 1. 大米淘洗干净，用清水浸泡；红枣洗净，去核，切碎。2. 锅置火上，放入大米、红枣煮至米粒开花。3. 放入白糖稍煮后搅拌均匀，撒上葱花便可食用。

功能效用 / 此粥可补中益气、健脾养胃，可用于调理类风湿关节炎等症。

牛筋汤

材料 / 续断、杜仲、鸡血藤各 15 克，牛筋 5 克，生姜、盐各适量。

做法 / 1. 将牛筋洗净，切块；生姜洗净，切片；药材均洗净，放入药袋扎紧。2. 将药袋、牛筋和生姜放入砂锅中，加水煎煮至牛筋熟烂，放入盐调味即可。3. 食用前取出药袋，喝汤食肉。

功能效用 / 可滋补肝肾、舒筋通络。用于调理肝肾不足、筋骨酸痛、腰酸腿软等症。

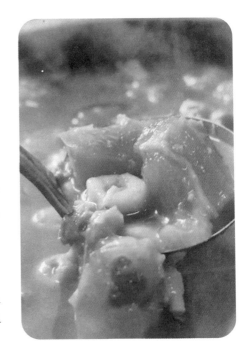

颈椎病

颈椎病，是指由各种因素引起的一种以退行性病理改变为基础的脊椎病患。颈椎病发于各年龄层次人群，主要以 40 岁以上中老年人居多。到了中年阶段，颈椎及椎间盘开始出现退行性改变。在此基础上，进行剧烈活动或不协调运动，或颈部长期处于劳累状态，会造成局部肌肉、关节囊、韧带的损伤，加上受到寒冷、潮湿因素的影响，结果就会引发颈椎病。

食疗大全

薏苡大枣粥

材料／薏苡仁 50 克，大枣 10 枚，糯米 100 克，糖 10 克。

做法／1.将糯米捣至半碎。2.薏苡仁、大枣各浸泡 2 小时。3.再将所有材料一同入锅，加适量水一起煮成粥，至熟烂时，调入糖即可。

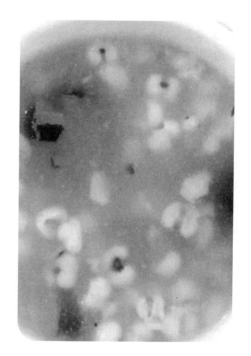

功能效用／此粥可补血益气、养心安神，也可缓解各种疲劳、肌肉酸痛、舒筋除痹。用于调理脾虚腹泻、肌肉酸痛、关节疼痛、水肿脚气、白带、肺脓肿、阑尾炎等。

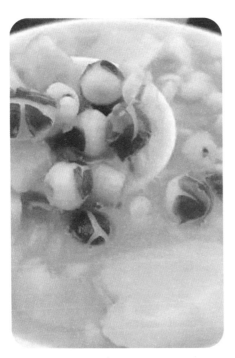

莲芡粥

材料 / 莲子、芡实、白扁豆各15克，粳米100克，可以加冰糖适量调味。

做法 / 1.将莲子、芡实、白扁豆洗净。2.将所有材料放入锅内煮至粥样，加入适量冰糖即可。

功能效用 / 此粥有补脾益肾、收敛止泻、镇痛镇静的作用。可缓和腹泻、神经痛、风湿骨痛、腰膝关节疼痛等。莲子、芡实补中益气，为滋养强壮性食物，具有固肾涩精、补脾止泄的功效。

红椒黄豆

材料 / 黄豆400克，红辣椒2个，青辣椒2个，蒜3瓣，葱2根，姜1块，油10毫升，盐5克，鸡精适量。

做法 / 1.将红、青辣椒洗净后切成丁状；蒜切片；姜切末；葱切成葱花备用。2.锅中水煮开后，放入黄豆煮熟，捞起沥干水分。3.锅中留少许底油，放入蒜片、姜末、红辣椒、青辣椒炒熟，调入盐、鸡精炒匀即可。

功能效用 / 这道菜含有高品质的蛋白质，可益气养血、健脾宽中、健身宁心等。

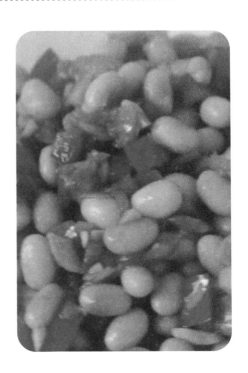

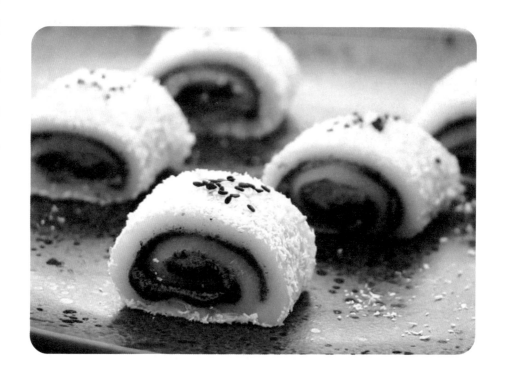

芝麻糯米糕

材料 / 糯米 150 克，芝麻 20 克，糖 25 克。

做法 / 1. 将糯米洗净放入锅中蒸熟，取出打散，加入白糖拌匀。2. 取糯米粉加水开浆，倒入拌匀的糯米饭中拌好，放入方形盒中压紧成形。3. 再放入锅中蒸熟、取出，均匀撒上炒好的芝麻，再放入锅中煎成两面金黄色即可。

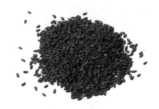

功能效用 / 此点心口感好、有嚼劲，有助于补充钙质，也适用于颈椎病引起的视力模糊等。可健脾养胃、补中益气。

骨质增生症

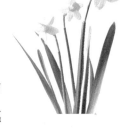

骨质增生症，是指由于构成关节的软骨、韧带、椎间盘等软组织变性、退化，关节边缘形成骨刺、滑膜肥厚等变化，而出现骨破坏，引起继发性的骨质增生，并导致出现相应症状的一种疾病。

骨质增生是人体骨骼的一种自然退变的衰老现象，多见于膝、髋、腰椎、颈椎、肘等关节，多因劳损、肝肾亏虚、风寒湿邪、气血不足或外伤导致。

食疗大全

补骨脂芡实鸭汤

材料／补骨脂15克，芡实50克，鸭肉300克，盐1小匙。

做法／1.将鸭肉洗净，放入沸水中去血水，捞出，斩件，备用。2.芡实、补骨脂分别洗净，与鸭肉一起盛入锅中，加入7碗水，大约盖过所有的材料。3.用大火将汤煮开，再转用小火续炖约30分钟，快煮熟时加盐调味即可。

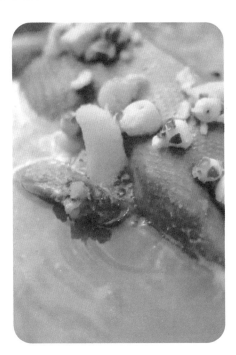

功能效用／可补肾益气、强腰壮骨，适合骨质增生的患者食用。

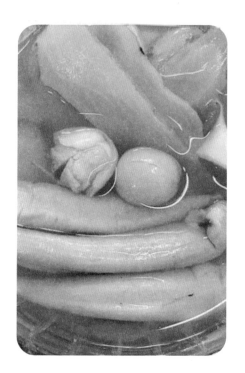

玉竹西洋参茶

材料 / 玉竹20克，西洋参3片，蜂蜜15毫升，开水600毫升。

做法 / 1.先将玉竹和西洋参用准备好的沸水冲泡30分钟。2.滤去渣，待温凉后加入蜂蜜，拌匀即可饮用。

功能效用 / 本品具有益气补虚、滋阴生津的功效，适合筋脉失养引起的骨质增生患者食用。

海带豆腐汤

材料 / 海带20克，豆腐100克，姜小块，盐少许。

做法 / 1.海带洗净，泡水；姜洗净，切丝；豆腐洗净切块，备用。2.水煮沸后，放入海带、豆腐和姜丝。3.煮熟后加盐，即可食用。

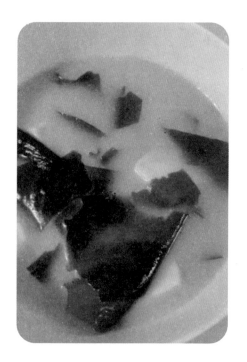

功能效用 / 豆腐能补充人体需要的优质蛋白质、亚油酸、维生素B₁、维生素E、钙、铁等。海带含有丰富的钙、碘等营养物质，可用于补钙。